Dr. med. Gertrud Grimm

Laufen, laufen, laufen

Eine moderne Medizin ohne Nebenwirkungen

Dr. med. Gertrud Grimm

Laufen, laufen, laufen

Eine moderne Medizin ohne Nebenwirkungen

lehmanns media

Impressum

Bibliografische Information der Deutschen Nationalbibliothek
Die Deutsche Nationalbibliothek verzeichnet diese Publikation in der Deutschen Nationalbibliografie; detaillierte bibliografische Angaben sind im Internet unter `http://www.dnb.de` abrufbar.

Wichtiger Hinweis

Die Vorschläge, was die Dauer der Einnahme der Arzneien betrifft, sind nicht verbindlich, diese können und sollen variiert werden, falls im Heilungsverlauf unerwartet Probleme auftauchen oder der Patient das eine oder andere Präparat nicht verträgt, bzw. die Erstverschlimmerung anders als erwartet verläuft.

Weder Autor noch Verlag haften für irgendwelche Schäden.

Helmholtzstr. 2-9
10587 Berlin

Umschlag: Jasmin Plawicki
Fotos: Ursi Grimm
Satz & Layout: LaTeX Volker Thurner, Berlin
Druck und Bindung: Totem • Inowrocław • Polen
ISBN 978-3-96543-546-9 www.lehmanns.de

Inhaltsverzeichnis

Widmung

Für Ursi

Danksagung

Mein Dank gilt Bruno, Michaela, Till und Jonas. Ganz besonders Cornelia, Maik, Jochen und wiederum Ursi für die Erstellung der Bilder.

Wichtiger Hinweis:

Alle Ratschläge, Rezepturen und Anwendungen im vorliegenden Buch wurden von mir über Jahrzehnte mit bestem Erfolg erprobt. Dieses Buch richtet sich sowohl an Laien als auch an Therapeuten. Laien sollten ohne Beratung eines erfahrenen Behandlers keine Applikationen vornehmen. Weder Autor noch Verlag haften für irgendwelche Schäden.

Dr. Gertrud Grimm

Werdegang

Dr. med. Gertrud Grimm, Jahrgang 1946, Medizinstudium in Münster / Westf. und Heidelberg. Staatsexamen und Promotion an der medizinischen Fakultät der Universität Heidelberg.

Von 1974 bis 1999 in Kassenarztpraxis, anerkannter Landpraxis, in Biblis tätig; zunächst als Assistentin, seit 1978 selbst niedergelassen, in den ersten Jahren als praktische Ärztin, später als Fachärztin für Allgemeinmedizin.

Während der 25-jährigen Tätigkeit in der Kassenarztpraxis zusätzlich langjährige Ausbildung in naturheilkundlichen Therapien, später ausschließlich in klassischer Homöopathie. Verleihung der Zusatzbezeichnung „Homöopathie“ von der Landesärztekammer Karlsruhe 1998.

Von 1999 bis 2009 in eigener homöopathischer Privatpraxis in Bensheim tätig. Anschließend bis März 2021 in Worms.

1 Der beste Sport an der frischen Luft: Laufen – laufen – laufen

Bewegung an frischer Luft, am besten anstrengende Bewegung, wirkt stark durchblutungsfördernd, die Lymphe wird durchgewalkt. Überschüsse von Tiereiweiß werden abgebaut, die Harnsäure und die Blutfettwerte werden gesenkt. Folglich wird das Gewebe besser mit Sauerstoff versorgt. Durch Muskelarbeit in frischer Luft wird eine Entgiftung über die Ausscheidungsorgane erzielt, das aktive Schwitzen ist ein wesentlicher Aspekt hierbei. Durch die Ausscheidung der Schlackenstoffe über die Haut entsäuert der Körper, der Blutstrom und die Lymphe kommen besser in Fluss. Wo die Körpersäfte fließen, gibt es keinen Stau, keine Entzündung, keine Eindickung von Blut bzw. Lymphe und somit keine Gefäßverstopfung. Die meisten Krankheiten gehen mit einer Übersäuerung einher, dieser wirkt das aktive Schwitzen entgegen, welches bei anstrengender Bewegung in frischer Luft stets entsteht. Die Ausscheidung von Stoffwechselsäuren lässt unseren Urin dann wieder basisch werden, was unbedingt erstrebenswert ist. Der Dyskrasie, der fehlerhaften Zusammensetzung der Körpersäfte, wirkt der Sport an frischer Luft entgegen, somit hilft dieser, viele chronische Krankheiten zu verhüten. Die körperliche Betätigung an frischer Luft wirkt der Stase – der Stagnation des Bewegungsapparates – entgegen, sogar die Tätigkeit des Darmes wird angeregt, Blut und Lymphe fließen besser, der Nährstofftransport im Körper wird ebenso angekurbelt. Somit wirkt der Sport an frischer Luft dem Herzinfarktrisiko, dem Schlaganfall und anderen Gefäßerkrankungen entgegen. Migräne und Tinnitus verschwinden meist ganz. Die Blutzuckerwerte bei Diabetikern sinken.

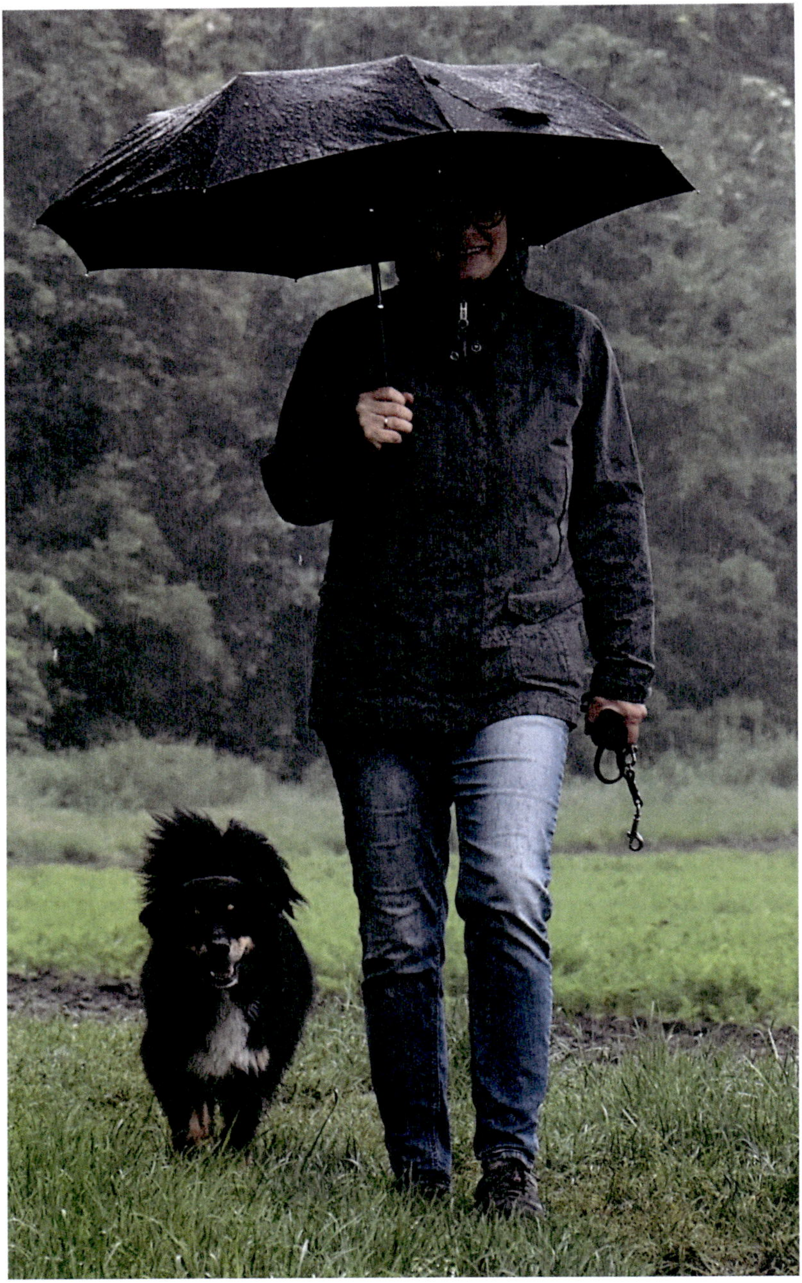

Studien in USA beweisen, dass das Krebsrisiko sinkt.

Wandern, ebenso wie Bergwandern, Schwimmen in offenen Seen, auch Radfahren und Skilanglauf, habe ich meinen Patienten immer dringend empfohlen. Nach Christiaan Barnard sind Walken, Langlaufen, Schwimmen, Radfahren und Wandern die sogenannten Herzsportarten. Probieren Sie es aus, beginnen Sie gleich, ihre Erledigungen zu Fuß zu machen. Planen Sie am Wochenende eine Wanderung oder freuen Sie sich auf Ihren nächsten Urlaub in den Bergen.

Laufen, laufen, laufen sowie Nordic Walking oder Bergwandern sind die nebenwirkungsfreie Medizin unserer Zeit.

Aus der Praxis für die Praxis

„Ich will mit dem **Wandern** anfangen. Raten Sie mir zu Nordic Walking, zum einfachen Wandern oder zum Joggen? Meine Schwester macht Nordic Walking und ist jede Woche mit einer Gruppe bei uns im Wald auf Tour."

Ich rate zum Wandern, kein Spazierengehen, sondern etwa 5 km/h zurückzulegen. Das kann man gut trainieren. Eventuell können Sie zusätzlich 1x in der Woche Joggen.

Schwitzen

„Warum ist **Schwitzen** so gesund?"

Beim Schwitzen werden Schadstoffe ausgeschieden. Schwitzen hilft bei Infekten. Wenn wir bei Erkältungen schwitzen, wird der Heilungsprozess angekurbelt und wir werden sehr schnell gesund.

Diabetes mellitus Typ 2

„Mein Bruder leidet an **Diabetes mellitus Typ 2**. Er misst die Blutzuckerwerte stets vor und nach dem Laufen – er läuft stramm, 5km/h. Er belohnt sich mit einem Stück Schwarzwälder Kirschtorte oder Ähnlichem nach dem Laufen und nicht umgekehrt. Ist das in Ordnung?"

Ja, wenn keine Unterzuckerung vorkommt, ist das ganz ausgezeichnet. Auf diese Weise, wenn das regelmäßig geübt wird, werden so manche Organschäden vermieden.

Joggen

„Mein Bruder **joggt** 3x pro Woche, damit seine Organe gut mit Sauerstoff versorgt sind. Er ist insulinpflichtig. Ich glaube, manchmal übertreibt er es. Ich habe Bedenken, dass er in eine Unterzuckerung gerät und er somit mal einen Unfall erleidet. Gibt es vorsorglich etwas, eine Arznei, um einer Hypoglykämie entgegen zu wirken?"

Ja, selbstverständlich. Er sollte vor dem Joggen 5 Tropfen Veratrum album D4 auf die Zunge geben. Das reicht. Wenn wirklich eine Unterzuckerung auftritt, dann empfehle ich, zu seiner üblichen Arznei Veratrum album D3, 2x je 3 Globuli im Abstand von 10 Minuten zu lutschen. Er erholt sich sehr, sehr schnell.

Laufen als Vorbeugung

„Mein Vater, 50 Jahre alt, ist nie krank. Wenn wir alle im Winter einmal Grippe bekommen, die ganze Familie nacheinander, dann geht er bei den ersten Anzeichen **laufen**. Er läuft dann schnell, etwa 5km/h, und kommt anschließend strahlend nach Hause. „So, jetzt geht es mir gut! Ich habe geschwitzt, mein

Körper hat Sauerstoff getankt, es ist wieder alles in Ordnung!" So geht das seit Jahren. Ist das nachahmenswert? Wie ist die Dosierung? Kann man sich dabei auch überanstrengen?"

Genau, darum geht es! Laufen, etwa eine Stunde, nicht joggen. Und nicht bergauf, das empfehle ich. Bitte, nicht zwischendrin stehen bleiben. **Vorsicht mit Wind!** Und dann passiert nichts. Zuhause sofort die nasse Kleidung wechseln, heiß duschen und eventuell eine Stunde ins Bett! Dann fühlt man sich normalerweise wohl. **Aber auch dies muss trainiert werden.**

„Unsere Enkel, 10 und 12 Jahre alt, wollen sonntags mit uns Wandern gehen, mal ausprobieren! Damit wir nichts falsch machen, möchten wir für alle Fälle alles gerichtet haben. Mein Mann, 59 Jahre alt, und ich, 52 Jahre alt, sind alte Wanderer. Mit unseren Kindern sind wir oft laufen gegangen, bergauf, bergab. Das waren immer schöne Sonntage. Ein einziges Mal hatten wir im Nordschwarzwald Pech. Wir stiegen auf den Hohenlochen, wo oben am Gipfel eine Wirtschaft mit vielen Angeboten jeden Sonntag offen hatte, und die Kinder, zwei Mädchen von fünf und sieben Jahren, freuten sich auf diese Leckereien und waren gut zu Fuß. Doch dieses Mal kamen wir oben an und das Lokal hatte wegen Krankheit geschlossen. Heute kann man ja vor der Tour mit dem Handy alles abfragen, aber diese Möglichkeit gab es damals nicht. Was jetzt? Proviant hatten wir nicht eingepackt und nichts zu trinken. Da packte mein Mann die 5-jährige Tochter und trug sie auf dem Rücken bergab, das größere Mädchen von 7 Jahren war stabil genug, um beide Wege, den Anstieg und den Abstieg ohne Pause zu leisten.
Wie sollen wir uns verhalten, damit auf keinen Fall mit den Enkeln ähnliches passiert?"

Auf jeden Fall ein Süßgetränk mitnehmen und immer eine Banane. Am besten auch eine Banane vor dem Aufbruch zuhause essen, sie schützt vor Unterzuckerung. Und wenn aus irgendwelchen Gründen ein Schwächezustand oder doch eine Unterzuckerung droht, dann geben Sie den Enkeln 5 Tropfen Veratrum album D4 und anschließend 4 Tropfen Rescue Remedy auf die Zunge. Eventuell beide Arzneien nochmals wiederholen. Dann können Sie problemlos weiterlaufen.

Eine kleine Notfallapotheke ist ganz wichtig, nämlich dann, wenn es sich um kleine Unfälle handelt. Als alte Wanderer wissen Sie ja Bescheid. Insektenschutz und Zeckenprophylaxe sind dringend geraten. Außerdem unverzichtbar ist ein Hut, welcher die Halswirbelsäule vor Sonneneinstrahlung schützt, langärmelige Blusen und Hosen, welche die Beine bedecken.

Fitnesscenter versus gute Luft

„Ich höre so oft, Sport im Fitnesscenter ersetze den Sport an der frischen Luft und das Laufband ersetze die Wanderung. Ich kann mich damit nicht anfreunden. Habe ich recht?"

Das lässt sich nicht eindeutig beantworten. Sportliche Betätigung wirkt durch das Schwitzen grundsätzlich entgiftend, drinnen und draußen. Das Gewebe wird mit Sauerstoff versorgt und die Ausscheidungsorgane laufen auf Hochtouren, die Körpersäfte fließen. Sport an der frischen Luft ist dabei vorzuziehen, da in der Regel der Sauerstoffgehalt höher und der Gehalt an Luftschadstoffen niedriger ist. Zudem wird durch die Sonne Vitamin D gebildet. Allerdings ergab eine neue Studie aus Südkorea, dass bei höherer Luftverschmutzung, d. h. die Feinstaubbelastung liegt im Bereich des gültigen Grenzwerts, Sport in Innenräumen vorzuziehen ist, um das Herz-Kreislaufsystem zu schützen – der Vorteil der „frischen Luft" schlägt in einen Nachteil um. Das gilt in erster Linie für Regionen mit viel Industrie, aber auch entlang stark befahrener Straßen oder Gewässer. Aber Achtung, auch in eher ländlichen Gegenden, in denen viel mit Holz geheizt wird, ist vor allem während der Heizperiode Vorsicht angebracht.

Leistungssport

„Ich habe gehört, dass Leistungssport und Glücksgefühle zusammen gehören. Stimmt das? Und wie erklärt sich das?“

Ja, da ist was dran: Beim Leistungssport geraten wir ins Schwitzen und dabei werden Endorphine ausgeschüttet. Diese machen glücklich. Was Sie gehört haben, stimmt! Auch bei Wanderungen passiert das, beim Spazierengehen allerdings noch nicht.

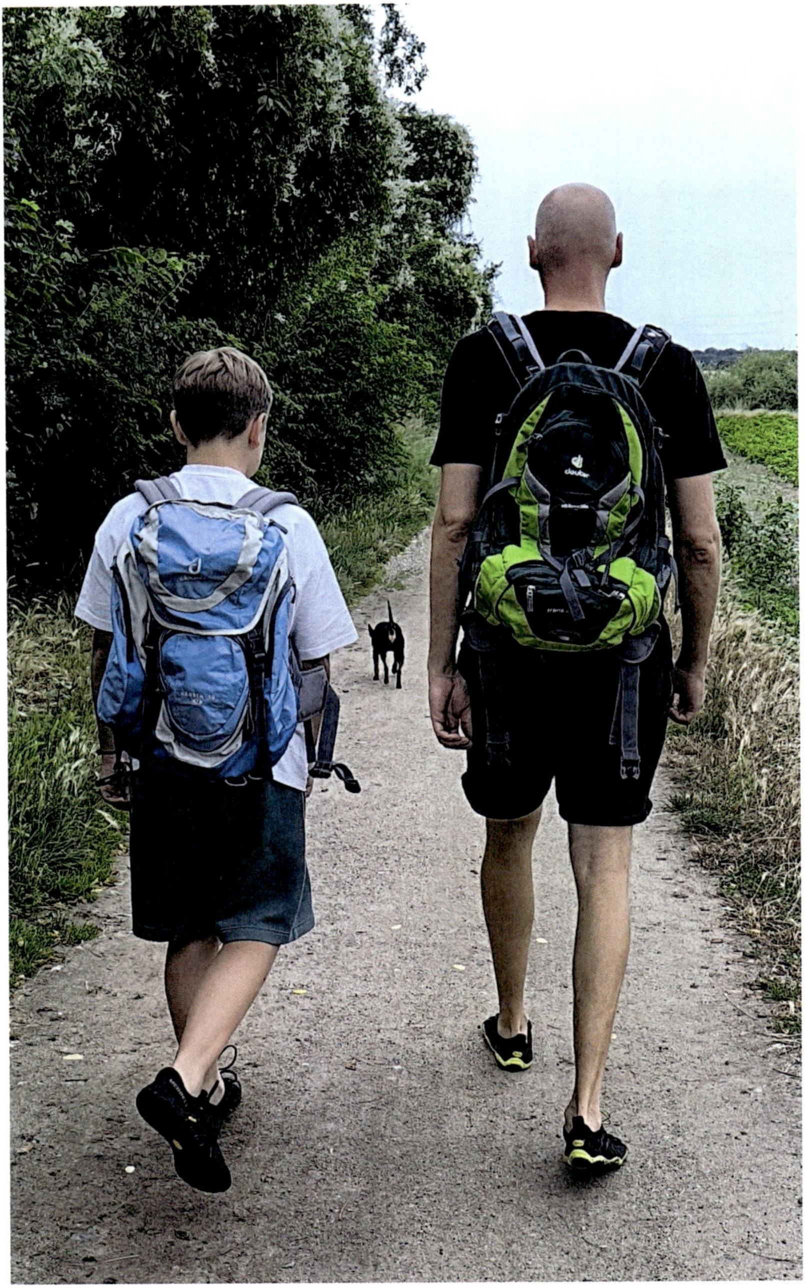

2 Laufen, laufen, laufen – eine natürliche Fußreflexzonenmassage, welche die Selbstheilungskräfte mobilisiert

Dies ist eine Umstimmungstherapie, wie die Eigenblutbehandlung und die Eigenurintherapie. Sie regt ausschließlich die Selbstheilung an. Ohne Selbstheilung passiert in unserem Körper nichts. Diese Behandlung hat uralte Wurzeln. Der amerikanische Arzt William Fitzgerald begründete diese Methode. Er hat sie bei amerikanischen Ureinwohnern beobachtet, auch im alten Ägypten wurde diese Methode angewandt. Hanne Marquardt, eine deutsche Heilpraktikerin, entwickelte sie dann weiter.

Die Füße sind über Nervenbahnen mit allen Organen verknüpft. Jede Reflexzone hat ihre Lage in der Fußsohle. So hat z. B. die Reflexzone des Herzens ihre Lage an der unteren Innenseite der Fußballen, am linken Fuß auch Großteile des Fußballens selbst. Die Reflexzone des Dünndarms hat z. B. ihre Lage an der hinteren Innenfläche des Mittelfußes. Die Reflexzone der Blase hat ihre Lage am linken und rechten Randbereich des unteren Fußgewölbes usw.

Eine gezielte Massage der Reflexzonen wirkt positiv auf die Funktion der zugeordneten Organe.

Treten bei einer Massage mit leichtem Druck Schmerzen an bestimmten Fußstellen auf, so ist man sicher, dass das entsprechende Organ krank ist.

Es gibt bei der Fußreflexzonenmassage tonisierende und sedierende Griffe. Tonisierende Griffe sind anregende Griffe, meist schnell, und der Druck nimmt zu und ab. Das zugehörige Organ wird aktiviert. Sedierende Griffe helfen bei Schmerzen. Die zu behandelnde Reflexzone wird so lange ohne Bewegung gedrückt, bis der Schmerz nachlässt.

Eine Behandlung dauert 20 bis 45 Minuten. Manchmal wird die Massage der Reflexzonen nicht nur mit den Händen des Masseurs sondern mit Hilfe eines Jade Rollers durchgeführt.

Spezielle Massageöle dienen als Hilfsmittel, z. B. Rosmarin- oder Wacholderöl bei Durchblutungsstörungen, Beinwell- oder Wacholderöl bei Gelenkbeschwerden, Beifuß- oder Senfmehlöl bei kalten Füßen usw.

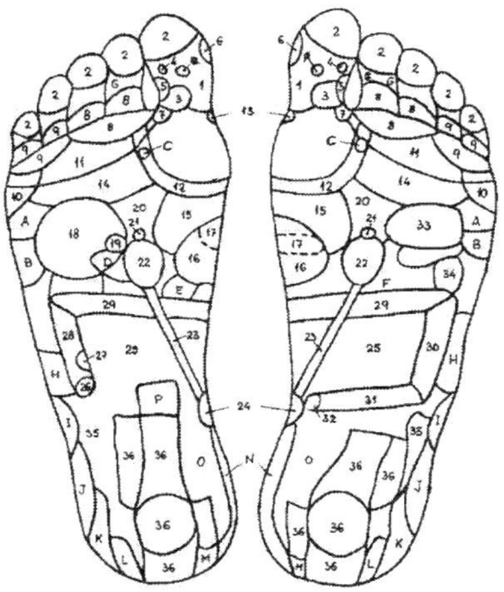

0	Hirnanhangsdrüse	26	Appendix
1	Kopf	27	Ileozäkalklappe
2	Nebenhöhlen	28	Colon ascendens
3	Gehirn	29	Colon transversum
4	Zirbeldrüse	30	Colon descendens
5	Schläfe, trigeminal	31	Rektum
6	Nase	32	Anus
7	Nape	33	Herz und Kreislauf
8	Augen	34	Milz
9	Ohren	35	Knie
10	Schulter	36	Eierstöcke
11	Trapezium	A	Schlüsselbein
12	Schilddrüse	B	Sternum
13	Nebenschilddrüse	C	Thymus
14	Lunge/Bronchien	D	Pleuraerguss
15	Magen	E	Geburt
16	Zwölffingerdarm	F	Rippen
17	Bauchspeicheldrüse	G	Mund
18	Leber	H	Musculus iliacus
19	Gallenblase	I	Oberschenkel
20	Solarplexus	J	Knie
21	Nebenniere	K	Beine
22	Nieren	L	Fuß
23	Harnleiter	M	Steißbein
24	Harnblase	N	Sacro
25	Dünndarm		

Abbildung 2.1: © Anguxxx, CC0, via Wikimedia Commons
`https://reflexology-map.com`

Wann helfen die Massagen besonders gut? – Zur Schmerzbehandlung, bei Arthritis, Bechterew, Gonarthrose, Morbus Scheuermann, Ischiasneuritis, sonstige Neuralgien, Schulter-Arm-Syndrom, Migräne, Menstruationsbeschwerden, außerdem auch bei psychischen Problemen wie Ängste, Burn-out, zu großem Stress. Auch die Schlafqualität wird verbessert und bei einem CFS (Chronisches Fatigue Syndrom) gibt es Hilfe.

Durchblutungsstörungen und Fußreflexzonenmassage sind ein großes Thema. Sogar die Nierendurchblutung wird verbessert, außerdem die Darmdurchblutung.

Bei den psychischen Störungen tragen auch die beruhigenden ätherischen Öle zum Erfolg bei.

Aber es gibt auch Kontraindikationen bei der Fußreflexzonenmassage. Hierzu zählen: Schwangerschaft, der diabetische Fuß, virale und bakterielle Infektionen, außerdem Pilzinfektionen und natürliche akute Psychosen mit z. B. Halluzinationen oder Wahnvorstellungen.

Zum Schluss muss noch gesagt werden, dass diese Behandlung ausschließlich als Ergänzung zur Schulmedizin eingesetzt werden soll, und vor allem nur von geschultem Personal.

Wenn die Hände entlastet werden sollen, dann bieten sich auch Hilfsmittel an, z. B. der Igelball und die Fußmassagenroller. Beide Hilfsmittel stimulieren die Reflexzonen in den Fußsohlen. Die Durchblutung wird verbessert, die Lymphe kommt in Fluss, alle Körpersäfte werden zum Fließen angeregt, Staus werden vermieden. Schmerzen werden weniger. Das gesamte Immunsystem wird gestärkt.

Die Wirkung der Fußreflexzonenmassage kann man mit der Akupunktur und Akupressur vergleichen. Die Nadeln bei der Akupunktur wirken auf den ganzen Körper und werden zur Schmerztherapie eingesetzt. Die Erfolge sind bei beiden alternativen Behandlungsformen verblüffend. Ich kann mich an Patienten erinnern, welche ein Jahr und länger mit Knie-, Ischias- und Kreuzschmerzen und Schulter-Arm-Syndrom keine Hilfe bekamen. Nach einigen wenigen Sitzungen waren die Schmerzen für immer weg. Die Reflexzonen der Füße haben natürlich eine bestimmte Lage. Deren genaue Kenntnis wird bei der massierenden Person vorausgesetzt. Abb. 2.1 zeigt eine grobe Übersicht! Die einzelnen Reflexzonen werden gedrückt und nicht massiert.

Aus der Praxis für die Praxis

Regelmäßiges Joggen

„Ich bin immer gestresst. Ich habe einen verantwortungsvollen Job. Den Stress kann ich prima mit Joggen loswerden. Das klappt jedoch meist nur am Wochenende. Und was mache ich werktags? Können Sie mir helfen? Es gibt so viele Möglichkeiten. Tabletten möchte ich nicht einnehmen. Ich habe etwas von Bachblütentropfen als Naturmethode gehört: Ich bitte um Aufklärung."

Ja, die Bachblüten sind dafür gut geeignet und völlig nebenwirkungsfrei. Sie können beispielsweise vor und nach der Arbeit aus der Stock bottle Nr. 18 jeweils 4 Tropfen pur auf die Zunge geben oder sich von einem Bachblütenexperten eine persönliche Bachblütenmischung zusammenstellen lassen.

Geeignet ist aber auch die Fußreflexzonenmassage. Sie können sich einmal pro Woche einem Masseur anvertrauen oder abends selbst die entsprechenden Zonen drücken.

Die Füße sind über die Nervenbahnen mit dem ganzen Körper verknüpft, somit wird das Nervensystem genauso beeinflusst. Die Technik der Fußreflexzonenmassage bzw. die Lage einzelner Punkte können Sie sich von einem Masseur zeigen lassen. Die Massage wirkt manchmal ähnlich gut wie eine Akupunktur. Meine Patienten haben mir das oftmals berichtet.

Die Bachblütenbehandlung und die Fußreflexzonenmassage ergänzen sich. Sie werden ganz bestimmt ruhiger. Und behalten Sie bitte die Bewegung an der frischen Luft unbedingt bei.

Übermüdete Augen

„Ich kämpfe fast täglich mit meinen **übermüdeten Augen**. Computer und künstliches Licht, das ist mein Alltag. Was kann ich dagegen machen?"

Mit einer Fußreflexzonenmassage hilft Ihnen ein Masseur durch das Drücken der entsprechenden Punkte, die er Ihnen dann auch zeigen wird. Die Selbstmassage ist nicht zeitaufwändig und tut gut. Dazu geben Sie bitte zusätzlich in jedes Auge je 1 Tropfen Mucokehl D5 Augentropfen bei Bedarf, meist 3x am Tag und zwar in den jeweils äußeren Augenwinkel.

Tinnitus

„Ich habe **Tinnitus** auf beiden Ohren, rechts stärker als links. Diese summenden Geräusche stören hauptsächlich bei Nacht. So ein Leiden ist furchtbar, ich bekomme nirgends Hilfe. Haben Sie einen Tipp?"

Sie können sich möglicherweise selbst helfen, indem Sie die entsprechenden Reflexzonen am Fuß drücken. Ein Masseur z. B. lernt Sie an, und dann lassen die Geräusche nach. Die Reflexzonen werde nicht massiert, sondern gedrückt.

Zusätzlich geben Sie Mucokehl D5 Tropfen in die Ohren, 2x am Tag je 1 Tropfen, und reiben jedes Mal je 1 Tropfen ums Ohr ein. Ein Heilpraktiker oder Naturarzt soll Ihnen Mucokehl D5, 1 Ampulle 1x pro Woche ans Mastoid hinter dem Ohr spritzen oder Blutegel setzen, je nach Konstitution. Dies ist eine zuverlässige Methode.

Hypoglykämie bei Diabetes Typ II

„Ich bin Diabetiker Typ II und neige zu **Hypoglykämie**. Gibt es aus der Naturheilkunde Hilfe? Ich bin 48 Jahre alt, männlich."

Auch hier kann die Fußreflexzonenbehandlung weiter helfen. Die entsprechende Reflexzone zeigt Ihnen Ihr Behandler. Dann gibt es noch eine zuverlässige Arznei aus der Homöopathie. Bei Unterzuckerung geben Sie 2x je 5 Tropfen Veratrum album D4 auf die Zunge und zwar im Abstand von 10 Minuten. Zusätzlich geben Sie 2x im Abstand von 10 Minuten je 4 Tropfen Rescue Remedy auf die Innenseite der Unterlippe.

Chronisch rezidivierende Blasenentzündung

„**Chronisch rezidivierende Blasenentzündung** plagt mich. Hilfe bekomme ich wenig von der Schulmedizin. Ich bekomme jedesmal ein Antibiotikum, verschiedene Mittel hintereinander, so lange, bis die Bakterien nicht mehr nachweisbar sind. Aber vorbeugend habe ich nichts bekommen. Alle 2 Monate habe ich Cystitis oder Cystopyelitis. Gibt es Hilfe alternativ? Danke!"

Lassen Sie die entsprechenden Reflexzonen am Fuß massieren (drücken) und **laufen** Sie so viel Sie können, täglich eine Stunde. Das härtet ab. Ein guter Homöopath findet Ihr Konstitutionsmittel und das hilft Ihnen. Oftmals brauchen Sie natürlich 2–3 Mittel gleichzeitig. Das ist die beste Vorsorge.

Bluthochdruck

„Seit drei Jahren leide ich unter **Bluthochdruck**. Ich bin 50 Jahre alt, männlich. Oftmals kommt es zu Spitzen, z. B. RR 200/130, welche sich nur mit Chemie beherrschen lassen. Haben Sie einen guten Tipp für mich?"

Auch hier hilft wiederum die Fußreflexzonenbehandlung. Ein Masseur beherrscht die Lage der einzelnen Zonen. Und auch die Homöopathie hat eine gute Arznei für die hypertensiven Krisen. Bei Blutdruckkrisen RR 200/100 geben Sie 10 Tropfen Glonoinum D4 auf die Zunge, und wenn nach 10 Minuten kein Erfolg zu verzeichnen ist, dann nehmen Sie nochmals 5 Tropfen.

Verstopfung

„**Verstopfung** ist mein Schwachpunkt. Gibt es noch etwas ganz Natürliches außer Pflaumen- und Traubensaft, viel Salat und Obst?"

Ja, drücken Sie die Reflexzonen am Fuß, ein Therapeut zeigt Ihnen diese. Und gehen Sie laufen!

Außerdem gibt es in der Homöopathie Arzneien, die dieser Krankheit entgegen wirken. Hierbei handelt es sich um Plumbum Pentarkan S, nach Anweisung täglich, falls nötig. Zusätzlich gibt es Horvi-Nucleozym-comp. 26 und Horvi-Enzym C33, jeweils 3x 8 Tropfen am Tag, lange im Mund belassen.

Aber das Laufen, eine natürlich Fußreflexzonenmassage, ist das Wichtigste!!

Diabetische Polyneuropathie

„**Diabetische Polyneuropathie**, das ist das Schlimmste, was ich während meiner diabetischen Laufbahn erfahren musste. Ich habe seit 1 ½ Jahren Anfälle mit heftigsten, plötzlichen Missempfindungen in den Extremitäten, abwechselnd Stiche, Kribbeln, Krämpfe usw. Ich kann das nicht länger aushalten. Gibt es irgendwo auf der Welt Hilfe für mich? Ich kann nicht mehr!"

Lassen Sie sich die Reflexzonen auf den Fußsohlen zeigen, die dafür verantwortlich sind und drücken Sie die Stellen vorsorglich und im Anfall im gleichen Moment, wenn Sie die ersten Anzeichen spüren. Ein Masseur oder ein Physiotherapeut weist Sie ein.

Auch eine homöopathische Spritze, welche mich in meiner 50 jährigen Praxis noch nie im Stich gelassen hat, empfehle ich Ihnen. Vielleicht kann Ihnen ein Heilpraktiker oder Arzt diese Spritze verabreichen:

Jeweils 1 Ampulle Mucokehl D5, Circulo-Injeel, Traumeel, Neralgorheum-Injeel und Ginkgobakehl D4 von sanum zusammen aufziehen, intravenös spritzen. Nach 10–15 Minuten sind Sie nahezu beschwerdefrei.

a) Wandern – Spaziergang, Wanderung

Egal, ob man unter Wandern einen ausgedehnten Spaziergang versteht oder ein Gehen über einen längeren Zeitraum oder gar eine Ferienwanderung, Wandern ist immer gesund. Wandern macht immer glücklich, auf jeden Fall kommt man herunter, sodass man den Augenblick in der Natur genießen kann.

Die Muskulatur in den Beinen und im Rücken wird gestärkt, die Kniegelenke und auch die Hüftgelenke werden entlastet und dadurch wirkt Wandern dem Verschleiß entgegen. Das Herz-Kreislaufsystem wird gestärkt. Der Gleichgewichtssinn wird geschult und auch das Reaktionsvermögen und die Trittsicherheit. Die seelische Gesundheit profitiert am meisten vom Wandern. Der Mensch kommt zur Ruhe, Stress wird abgebaut. Endorphine werden ausgeschüttet. Neben den Endorphinen werden auch andere, dem Opium ähnliche Stoffe ausgeschüttet. Der Mensch wird auf Dauer selbstbewusster. Wandern wirkt auch antidepressiv, vor allem schlaffördernd. Der Allgemeinzustand und das Immunsystem verbessern sich. Wandern macht gegen körperliche Krankheit weniger anfällig. Wandern ist gesund!

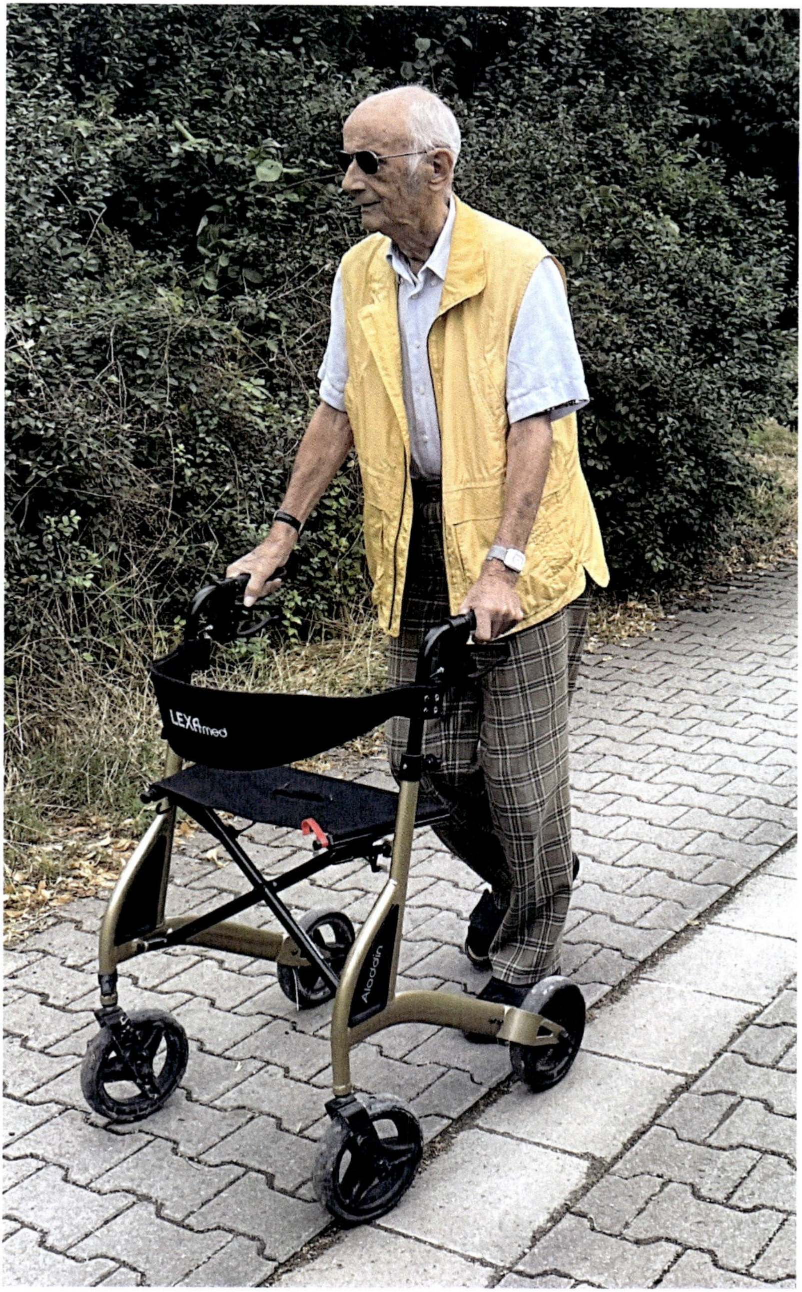
LEXA med
Aladdin

Aus der Praxis für die Praxis

Joggen und wandern

„Ich hatte mich vor einigen Jahren für das Joggen entschieden. Jetzt habe ich immer wieder erleben müssen, dass in meiner Umgebung die Wanderer psychisch viel ausgeglichener sind. Weiterhin fällt mir auf, dass sie so oft viele neue Ideen haben wenn sie von der Tour zurück kommen. Ich möchte ab jetzt auch Wandern. Kann ich das Joggen trotzdem beibehalten? Haben Sie Erfahrung damit?"

Natürlich können Sie zusätzlich joggen. Ich kenne mehrere Leute, welche beides ausüben. Probieren Sie es aus! Da wird es Ihnen auf keinen Fall langweilig.

Hypertonie

„Ich bin **Hypertoniker**. Ist Wandern der geeignete Sport gegen meinen hohen Blutdruck? Ich bin 61 Jahre alt, männlich."

Auf jeden Fall! Menschen mit hohem Blutdruck profitieren vom Wandern immer. Beim Wandern kommt man runter. Stresshormone werden abgebaut, nach einiger Zeit setzt Ruhe ein. Ein bisschen Geduld braucht man aber schon.

Hypoglykämie bei Diabetes mellitus

„Ich bin **Diabetiker, Unterzuckerung** ist mein Problem. Was gehört in meine Reiseapotheke?"

Traubenzucker, Süßgetränk, eine Banane und die Arznei Veratrum album D3 in Tropfenform oder als Globuli, außerdem Rescue Remedy Tropfen.

Die Banane schützt vor Unterzuckerung und wenn es zur Hypoglykämie kommt, dann geben Sie im Abstand von 10 Minuten je 5 Tropfen oder 5 Globuli Veratrum album D4 auf die Zunge, außerdem 4 Tropfen Rescue Remedy ebenfalls im Abstand von 10 Minuten auf die Innenseite der Unterlippe. Das Ganze sollten Sie einmal wiederholen, falls es nach 10 Minuten nur etwas besser ist.

„Was hat es mit der Farbe **Grün** auf sich? Alle reden davon, ist da was dran? Ich bin ein bisschen skeptisch."

Das Grün in der Natur beruhigt, der Mensch wird schneller gesund, wenn er im Grünen verweilen darf – z. B. nach einer Operation. Wunden heilen schneller. Die Psyche profitiert am meisten davon. Depressionen heilen, die Patienten brauchen nach einem 3-wöchigen Aufenthalt in der Natur, im Grünen, viel weniger Arznei.

Rennrad versus Wandern

„Mein Freund fährt **Rennrad** und liebt seinen Sport über alles. Soll ich mich dafür begeistern lassen? Wandern ziehe ich eigentlich vor. Ich bin 50 Jahre, männlich."

Das meine ich aber auch. Beim Wandern werden die Gelenke gleichmäßig trainiert. Wandern beruhigt. Das Waldbaden ist ein großer Faktor beim Wandern. Die Farbe Grün spielt dabei eine große Rolle. Die ätherischen Düfte und bestimmte Geräusche im Wald öffnen die Sinnesorgane. Ein Rennrad ist im Wald nicht zu gebrauchen – es fehlen die asphaltierten Straßen. Und ein Mountainbike ist auch nicht unbedingt eine Alternative – es fehlt zu viel, nämlich das Wichtigste: das Verweilen in der Natur.

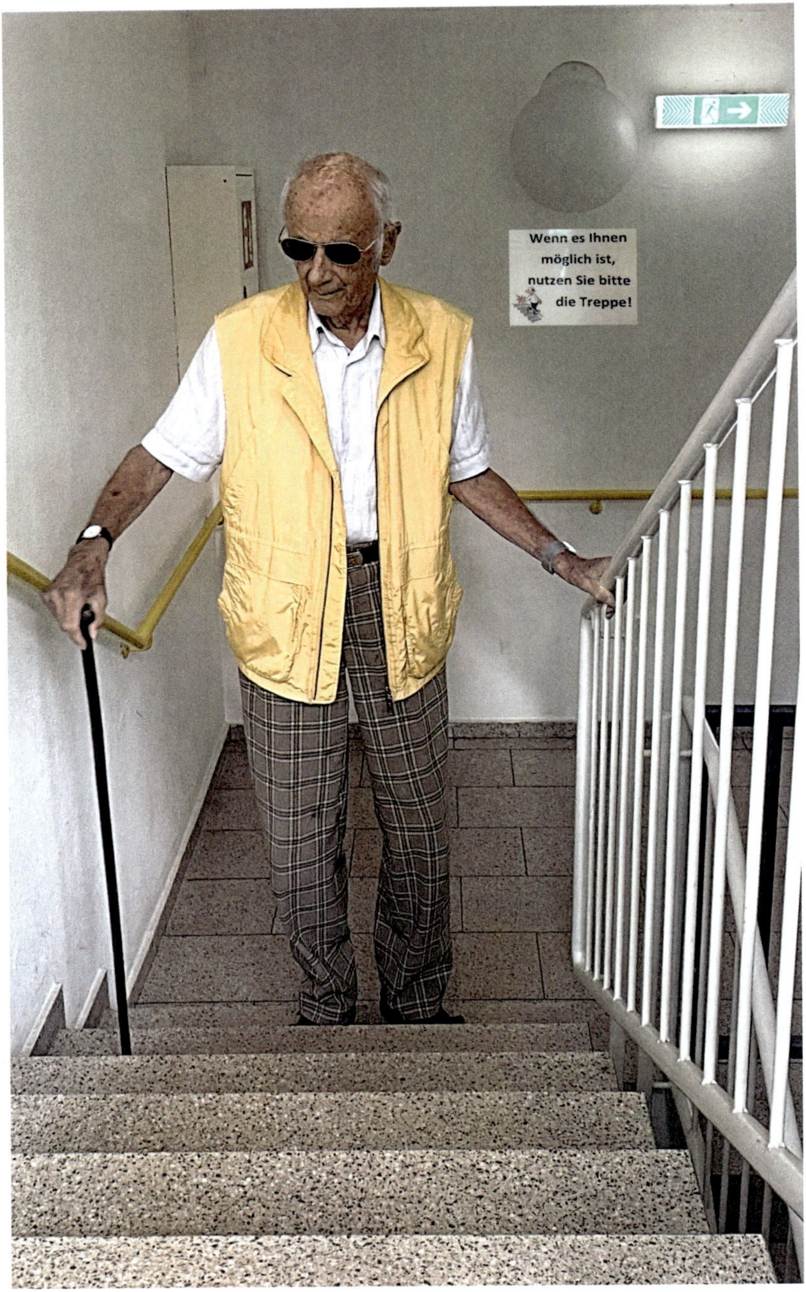
Wenn es Ihnen
möglich ist,
nutzen Sie bitte
die Treppe!

Marathonlauf

„Mein Bruder und ich bereiten uns für einen **Marathonlauf** vor. Wir laufen, weil es einfach Spaß macht und weil wir uns dabei wohl fühlen. Wir wollten an einem sonnigen Sonntag im Juli Teile eines Fernwanderweges zurücklegen. Das rote Kreuz sollte uns durch den Odenwald führen. Da kamen wir vom Weg ab, verloren den Hinweis des roten Kreuzes und fanden uns auf dem blauen Quadrat wieder. Über Umwege, ohne Kompass und Odenwaldkarte, kamen wir wieder an der Jägerrast an. Dort in der Nähe stand unser Auto. Wir hatten beide Schüttelfrost. Fünf Stunden waren wir gelaufen, Wasser hatten wir dabei, sonst nichts. Was war das mit dem Schüttelfrost? Welche Vorsorge ist angezeigt? Wir sind, was Fernwanderungen betrifft, etwas ungeübt. Meistens legen wir 20 km zurück, aber jetzt haben wir ein großes spannendes Ziel vor Augen, nämlich einen Marathonlauf."

Der Schüttelfrost war ein Zeichen größter Erschöpfung, körperlich und seelisch. Sollte das mal wieder passieren, dann holen Sie aus ihrem Rucksack oder aus Ihrer Reiseapotheke Veratrum album D4 und geben im Abstand von 10 Minuten 2x je 5 Tropfen in den Mund, zusätzlich 2x je 4 Tropfen Rescue Remedy auf die Innenseite der Unterlippe. Trinken Sie dazu Wasser, welches Sie dabei haben.

Zuhause essen Sie dann eine heiße Suppe.

Ins Wandergepäck gehören bei Fernwanderungen ein Taschenmesser, eine Pinzette, Hansaplast, Desinfektionsmittel, Watte, Taschenlampe, Wasser, Traubenzucker und Veratrum album D4 Tropfen, außerdem ein Fläschchen Rescue Remedy Tropfen. Bei bestehenden Allergien (z. B. gegen Wespenstiche) das eigene Notfallset nicht vergessen!

Wandern, um zur Ruhe zu kommen

„Wie merke ich, dass ich jetzt doch zur **Ruhe** gekommen bin – das ist mein Ziel, mein Wunsch, dass ich durchs Wandern runter komme. Ich bin total gestresst, mein Beruf ist hart. Ich jage von einem Termin zum anderen. Ich bin Chef einer großen Firma. Ich habe mich breitschlagen lassen, den Führungsposten zu übernehmen. Manchmal bedaure ich es."

Sie merken, wenn Sie den Stress hinter sich gelassen haben, wenn Sie Ihr Ziel erreicht haben, nämlich dann, wenn Sie z. B. auf einer Bank sitzen und überhaupt nicht mehr darüber nachdenken: Was kommt dann? Was mache ich dann? Wenn Sie den Augenblick genießen und nur noch das Jetzt auf sich wirken lassen. So habe ich es an mir selbst erlebt.

Joggen als Aufputschmittel

„Mein Freund ist nach dem **Joggen** immer ganz high. Aufputschmittel nimmt er keine. Er sagt, dies sei der Effekt vom Joggen. Ich wandere 2x pro Woche 2–3 Stunden, aber auf die Stimmung hat das Wander nicht viel Einfluss, ich bin nur ausgeglichener. Soll ich auch mal das Joggen ausprobieren? Ich bin ganz neugierig."

Es ist bekannt, dass durch das Joggen Glücksgefühle aufkommen. Der Körper setzt nach etwa 30 Minuten Dauerbelastung Endorphine frei, ein Glückshormon, welches auch die Schmerzen dämpft. Aber bei Fernwanderungen kommt dieses Glücksgefühl auch auf. Sie müssen nur lange genug wandern, zwei Stunden z. B. reichen nicht. Sie merken von alleine, wenn es soweit ist.

Fersensporn

„Immer wieder plagt mich der **Fersensporn**. Ich wolle in 14 Tagen eine große Wanderung unternehmen, wie kann ich bis dahin schmerzfrei werden. Und gibt es etwas vorbeugend?“

Nehmen Sie die Traumeel Tropfen und Osteoheel Tabletten nach Anweisung. Zusätzlich lassen Sie sich 2–3x je 1 Ampulle Hekla lava Injeel forte spritzen, am besten intravenös. Ein guter Akupunkteur mit viel Erfahrung bringt Ihre Schmerzen mit 2 Sitzungen weg.

Was ganz wichtig ist: meiden Sie Schotterwege, auch auf Dauer.

Dornwarze

„Meine **Dornwarze** am rechten Fuß (Fußsohle) plagt mich. Ich will wandern, in diese Situation kam ich schon mal. Wir üben jetzt und bereiten uns für den Marathon-Lauf vor, da will ich nicht schlapp machen. Wie bekommen ich die Warze schnell und auch dauerhaft weg?“

Reiben Sie abends nigersan D6 5–6 Tropfen über der Warze verteilt ein, außerdem mehrfach am Tag frisch gelassenen Urin.

Zusätzlich sollten Sie die Morgenportion von Ihrem Urin trinken, vor dem Essen auf der Zunge zergehen lassen. Vorbeugend kann Horvizym und Horvitrigon Salbe im Wechsel eingerieben werden.

b) Marathon

Marathonlauf zu empfehlen?

„Stellen Sie sich mal vor, was ich heute zu hören bekam, als ich meinen Opa um seine **Meinung zum Marathon-Lauf** fragte. Er ist 75 Jahre alt, Golfspieler, und schwimmt täglich 2x je 20 Minuten in seinem eigenen Schwimmbad. Ich bin 24 Jahre alt und wollte mit dem Training für den Marathon beginnen. Seine Meinung war: „Das ist doch alles nur ein Kaputtmachen!" Er winkte ab. Sein Freund, 69 Jahre alt, auch Golfspieler, nickte nur. Ist da was dran?"

Sie müssen sich, bevor Sie mit dem Trainieren beginnen, von einem Sportarzt untersuchen lassen, ob Lunge, Herz, Blutdruck und Gelenke gesund sind. Dann steht einem solchen Vorhaben nichts im Wege. Wenn das Herz eines Marathonläufers natürlich geschädigt ist, kann es zu einem Herzinfarkt kommen. Das hat es schon ab und zu gegeben. Und, wenn die Gelenke nicht in Ordnung sind, dürfen diese auf keinen Fall überlastet werden.

Ansonsten ist das Laufen nur gesund. Das Immunsystem allgemein wird verbessert, das hohe Sauerstoffangebot macht den Körper widerstandsfähiger und resistent gegen jede Witterung. Die chronische Infektneigung gibt es nicht mehr. Der schnelle Puls geht zur Norm zurück, auch der hohe Blutdruck gehört der Vergangenheit an. Die Lungenkapazität wird erhöht. Jedes Organ profitiert von dem hohen Sauerstoffangebot, sogar die Augen und die Haut. Und nicht vergessen: das Laufen baut Stress ab, das Gehirn wird kreativer, die Erfolgserlebnisse machen glücklich und zufrieden.

Marathon für Untrainierte

„Ich bin 35 Jahre alt, völlig untrainiert, und werde von meiner Schwester gewissermaßen gebettelt, mich doch mal auf einen Marathon-Lauf vorzubereiten. Sie trainiert seit 2 Monaten und war auch völlig untrainiert. Meine Schwester ist total begeistert. Sie ist erst 28 Jahre alt. Soll ich auch mit ihr trainieren oder eine **andere Sportart** beginnen, z. B. Kampfsport oder Radfahren?"

Mit dem Marathon, das könnte klappen. Sie haben das richtige Alter, die Begeisterung muss noch kommen und vielleicht eine kurze Untersuchung von einem Sportarzt. Ich rate zum Marathon, dies ist ein großes spannendes Ziel, was viel Ausdauer, Kraft und Enthusiasmus fordert, aber es lohnt sich. Es ist nicht vergleichbar mit Kampfsport in der Halle oder dem gewöhnlichen Radfahren.

Marathon – Trainingszeit

„Ich bin sportlich, 22 Jahre alt, schwimme viel, sowohl in der Halle als auch im Freibad. Wenn ich mich ernsthaft auf einen Marathon vorbereiten will, **wie viel Zeit** muss ich aufwenden, damit mir dieses große Ziel gelingt? Ich bin Feuer und Flamme, mein Cousin ist Marathon-Läufer und strahlt Freude und Zufriedenheit nach dem Lauf aus, er spricht nur von Glücksgefühlen."

Sie müssen täglich 1 ½ Stunden Zeit aufbringen, keine großen Pausen, dann können Sie nach 3 Monaten fit sein. Sie könnten sich natürlich auch zunächst mal mit dem Halbmarathon anfreunden. Viel Spaß!

Halbmarathon bei veganer Ernährung

„Ich ernähre mich **vegan**. Wenn ich mich zunächst mal auf einen Halbmarathon vorbereiten will, ist dies dann die angemessene Ernährung?"

Nein, auf keinen Fall. Stellen Sie sich auf Mischkost ein mit einem hohen Anteil an Vital- und Ballaststoffen. Sie brauchen sowohl tierisches als auch pflanzliches Eiweiß. Und Genussgifte bitte weitgehend reduzieren! Genaue Anweisungen erhalten Sie von Ihrem Trainer.

Fersensporn

„Ich bin 32 Jahre alt, männlich, und habe zum zweiten Mal einen **Fersensporn**. Wie kriege ich das zuverlässig schnell weg? Ich dachte daran, mich für einen Halbmarathon vorzubereiten."

Es gibt hier Hilfe von Hekla lava D4, 3x täglich je 1 Tablette. Man kann auch mit Akupunktur oder mit einer Stoßwellentherapie das Problem angehen. Wenn Sie einen Akupunkteur mit viel Erfahrung in Ihrer Umgebung haben, der vielleicht TCM studiert hat und Schmerzakupunktur betreibt, dann braucht es nur 2–3 Sitzungen; diese Erfahrung habe ich gemacht. Die Stoßwellentherapie, meist von einem orthopädischen Arzt durchgeführt, hat auch gute Erfolge zu verzeichnen. Meist braucht man davon auch nur 2–4 Anwendungen. Meiden Sie Schotterwege!

Halbmarathon mit 50

„Ich bin 50 Jahre alt, weiblich. Meine Kinder sind jetzt selbständig. Ein Halbmarathon schwebt mir vor. Aber mein **Alter** – klappt es trotzdem noch? Ich bin soweit gesund. Danke!"

Sie können auch noch an einen Marathon denken, mit 50 Jahren klappt beides, der Halbmarathon ist aber vorzuziehen. Ich rate Ihnen, vielleicht zu einem Sportarzt oder Orthopäden zu gehen, um die Gelenke beurteilen zu lassen bevor Sie starten. Auch die Herzleistung muss untersucht werden.

Glücksgefühl

„In meiner Umgebung gibt es einen Marathonläufer, der nach dem Laufen immer ganz high ist, er strahlt und ist **ganz glückselig**. Er hat nach dem Trainieren, 1½ Stunden am Tag, nie schlechte Laune. Geht das allen Läufern so, ist das normal? Das allein ist ein Grund, sich mal Gedanken über einen Halbmarathon zu machen oder wenigstens mit dem Laufen zu beginnen. Habe ich da Recht?"

Wenn man circa 30 Minuten gelaufen ist, schüttet die Hirnanhangsdrüse Hormone, Endorphine, aus, welche die Stimmung aufhellen. Alle Sportler sind ganz zufrieden nach dem Laufen und freuen sich auf das nächste Mal. Das ist normal, das geht jedem so. Probieren Sie es aus, fangen Sie mit dem Joggen an, bereiten Sie sich auf einen Halbmarathon vor, da kommt dieses Glücksgefühl auf. Viel Spaß dabei!

Trennkost

„**Trennkost**, ist dazu wirklich zu raten, wenn man sich auf einen Marathon vorbereitet?"

Ja, Trennkost: d. h. morgens Früchte und Gemüsesäfte, zu Mittag dann Kohlenhydrate oder Eiweiß, Obst und Salate auch ohne Anrechnung, und abends auch wieder, wie mittags, Kohlenhydrate oder Eiweiß. Zwischendurch kann Obst gegessen werden. Die Leichtigkeit der Verdauung ist ausschlaggebend.

Familiäre Arthrosedisposition

„**Arthrose** ist in unserer Familie sehr verbreitet. Ich bin 28 Jahre alt und möchte laufen, vielleicht auch mal einen Halbmarathon anstreben. Hilft das Laufen, dieser Veranlagung vorzubeugen? Oder gebt es sonst aus der Naturheilkunde Hilfe?"

Bewegung ist alles. Die Gelenkschmiere braucht das Laufen. Aber auch die Ernährung ist das A und O. Essen Sie vollwertig, vermeiden Sie alle Zuckerarten, süßen Sie höchstens mit Honig, vermeiden Sie Weißmehl, kochen Sie stattdessen mit Vollkornmehl. Reduzieren Sie Fett. Obst, Gemüse und Kartoffeln sollen auf Ihrem Speiseplan stehen. Ihr Säure-Base-Haushalt muss in Ordnung sein, damit der Stoffwechsel nicht entgleist und damit chronischen Krankheiten vorgebaut wird. Zur Vorbeugung können Sie auch immer mal eine Kur mit Arthrose Gastreu machen oder über Wochen Rhus toxicodendron D6 3x täglich je 1 Tablette lutschen.

Kalkschulter

„Ich habe eine **Kalkschulter** und trainiere für einen Halbmarathon, ich bin 52 Jahre alt. Gibt es eine schnelle, zuverlässige Methode die Kalkschulter los zu werden, natürlich nebenwirkungsfrei?"

Selbstverständlich. Hier kann eine Stoßwellentherapie sicher helfen, meist werden 3–5 Sitzungen benötigt. In einigen Fällen hilft auch nur eine einzige. Kortisoninjektionen können eventuell auch schmerzlindernd wirken, wobei Sie allerdings die Nebenwirkungen beachten sollten. Sonst hilft augenblicklich die Schmerzakupunktur.

Ernährung

„Wenn ich mit dem Trainieren beginne – zunächst natürlich für einen Halbmarathon – soll ich dann bestimmte **Nährstoffe** meiden? Ich habe so etwas mal gehört."

Ja, bei der Sporternährung sollen Sie auf Zucker, sowohl in Speisen als auch in Getränken, verzichten, außerdem auf Weißmehl, d. h. bitte keine Kekse (auch keine salzigen), kein Kuchen, kein Weißbrot und keinen Toast essen, außer wenn Vollkornmehl verwendet wurde. Beim Kochen sollten Sie Vollkornmehl verwenden, z. B. Pfannkuchen mit Vollkornmehl zubereiten. Tierische Fette bitte auch reduzieren, stattdessen in Maßen pflanzlich Fette einsetzen.

Muskelaufbau beim Training für Marathon

„Ich trainiere für meinen ersten Marathon. Kann ich in der Trainingszeit meinen Muskeln etwas Gutes tun? Was benötigen meine Muskeln zum **Muskelaufbau**?"

Zum Aufbau wird Eiweiß benötigt und für die Ausdauerleistung Kohlehydrate.

Verschiedene Stoffe wie Zink, Magnesium, Kalzium und Eisen unterstützen die Leistungsfähigkeit, auch Coenzym Q10 ist sehr gut geeignet. Diese Stoffe sind alle in Lebensmitteln enthalten und außerdem hoch konzentriert für den Marathonlauf in der Apotheke erhältlich. Coenzym Q10 rate ich, aus der Apotheke zu beziehen.

Schlafbedarf

„Wenn ich für den Marathon trainiere, benötige ich dann mehr Schlaf?"

Ja, es wird zusätzlicher Schlaf benötigt und zwar für die Regeneration.

Kopfschmerzen

„Von Zeit zu Zeit, in unregelmäßigen Abständen, habe ich **Kopfschmerzen**, von Migräne sprach niemand. Wenn ich jetzt beginne zu trainieren – ein **Marathon** schwebt mir vor –, was machen da meine Kopfschmerzen? Sind sie ein Hinderungsgrund? Und gibt es eine Arznei, wenn die Kopfschmerzen beim Training aufkommen?"

Die Kopfschmerzen werden ganz schnell durch die Bewegung an der frischen Luft gebessert, wahrscheinlich verschwinden sie ganz. Und das Schmerzempfinden wird durch das Laufen zum Teil angehoben.

An Arzneien empfehle ich Ihnen Spigelon Tropfen und Gelsemium Homaccord, nach Anweisung im Wechsel einzunehmen, eventuell auch Paracetamol bzw. Ibuprofen Tabletten.

Kontaktangst

„Ich bin etwas ängstlich, dass ich schlecht **Kontakt** bekomme wenn ich mich jetzt fürs Training entscheide, der Halbmarathon ist mein Ziel. Haben Sie Tipps?"

Sie brauchen keinerlei Tipps, man ist eine große Familie mit den gleichen Interessen, gleichen Zielen und Wünschen. Jeder ist für jeden da. Die Freude über den Erfolg ist bei jedem übergroß, das Glücksgefühl beherrscht alle.

Laufen bei grenzwertigem Blutzucker

„Ich bin kein Diabetiker, meine **Blutzucker-Werte sind grenzwertig**, der Nüchtern-Blutzucker liegt meist bei 105mg/dl, der HBA1c-Wert ungefähr bei 5,9 %. Aber Diabetes Typ II tritt in meiner Familie auf, meine Oma und mein Vater mussten damit kämpfen. Ich bin 40 Jahre alt und komme leicht in den Unterzucker, meist bei körperlich anstrengender Tätigkeit. Was bringt beim Laufen meine meist nur leichte Unterzuckerung schnell in Ordnung und wie kann ich vorbeugen?"

Cola trinken und Veratrum album D3 Tropfen einsetzen, 2x je 5 Tropfen im Abstand von 10 Minuten, dann ist sofort alles okay.

Wenn Sie vorbeugen wollen, dann essen Sie vor dem Start eine Banane, eventuell zwischendurch nochmals ½ Banane – Banane hält den Blutzucker stabil – und nehmen auch vorsorglich 2x je 5 Tropfen Veratrum album D4 im Abstand von 10 Minuten. Damit sind Sie auf der sicheren Seite.

Was die Ernährung betrifft, rate ich zur Trennkost, d. h. morgens Obst und Gemüsesaft, mittags Kohlenhydrate oder Eiweiß, zwischendurch Obst und abends wieder Kohlenhydrate oder Eiweiß. Probieren Sie es aus!

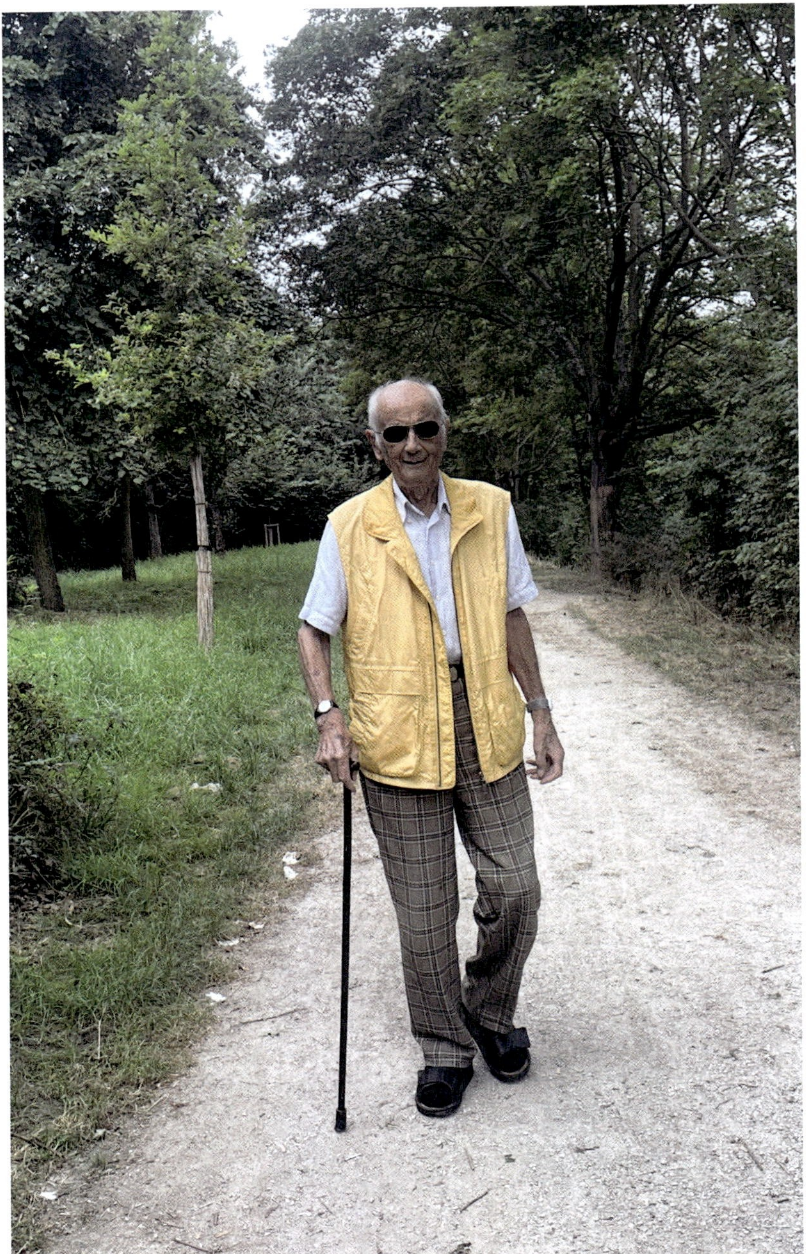

Erhöhter Puls

„Ich habe immer **höhere Pulswerte** als meine Umgebung, meine Freundinnen und meine Eltern z. B. Die Werte liegen zwischen 100–120 Schläge pro Minute. Kann das Laufen bei einem Marathon z. B. helfen, die Werte zu senken?"

Ja, die große Sauerstoffaufnahme hat eine niedrigere Pulsfrequenz zur Folge. Bitte lassen Sie aber unbedingt vorher die Ursache für den zu hohen Puls fachärztlich abklären, um mögliche Komplikationen auszuschließen.

Rheumatische Beschwerden

„Immer wieder plagen mich **rheumatische Beschwerden**, die linke Schulter und auch die rechte Hüfte melden sich. Schmerztabletten kommen noch nicht in Frage. Ich bin 42 Jahre alt, eine Arthrose liegt zur Zeit nicht vor. Aber meine Mutter hat dieselben Beschwerden und bei ihr (70 Jahre alt) handelt es sich um eine Arthrose. Meine Frage: Wenn ich mich jetzt auf einen Halbmarathon vorbereite, werden die Schmerzen dann schlimmer?"

Aber nein! Der Körper setzt oftmals schon nach 30 Minuten Endorphine frei, die die Schmerzen dämpfen. Auch der Schlaf wird besser. Die Endorphine werden in der Hirnanhangsdrüse gebildet, über das Blut transportiert und über das zentrale Nervensystem ausgeschüttet. Die Schmerzen lassen nach, das Glücksgefühl ist enorm, direkt berauschend. Oftmals hört man, das Laufen sei eine Sucht. Es ist in unseren Genen verankert.

Nervöses Herz

„Ich habe ein **nervöses Herz** – Cor nervosum – lautete die Diagnose. Ich wollte mich eigentlich für einen Halbmarathon vorbereiten. Aber ich habe Bedenken, dass mir etwas passiert, ein Infarkt droht oder ein Sekundenherztod. Kann ich trainieren? Ich sei sonst ganz gesund, sagte der Kardiologe."

Sie können trainieren, Ihre Herzstiche und die Symptome vom nervösen Herz verschwinden. Das erhöhte Sauerstoffangebot, der Spaß am Laufen, das Naturerlebnis und das Erfolgsergebnis bewirken dies. Auf geht's und viel Spaß!

Marathon oder Fernwanderungen

„Wofür soll ich mich entscheiden? Meine Freundin läuft Marathon und ich schwärme von Fernwanderungen. Soll ich mich von meiner Freundin zum Halb- bzw. Ganzmarathon bekehren lassen? Wie sehen Sie das?"

Auf keinen Fall, wenn Ihr Herz an Fernwanderungen hängt, wenn Sie davon schwärmen. Bei Fernwanderungen schätze ich das Verweilen und Genießen des Augenblicks so sehr. Das Naturerlebnis ist ganz groß geschrieben. Entspannung und Ausgleich bieten beide Sportarten. Eine gesunde Lebensweise entwickelt man sowohl beim Wandern als auch beim Marathon. Ehrgeiz und Wettkampferlebnisse gehören zum Marathon.

Achillessehne

„Meine Achillessehne ist mein Schwachpunkt, meine Schwachstelle in meinem Körper. Schon 3x hat sich diese entzündet. Ich bin 29 Jahre alt, männlich. Kann ich vorbeugen? Ich will für den Halbmarathon trainieren."

Ein Orthopäde sollte die Füße auf Fehlstellung untersuchen, außerdem die Wadenmuskulatur. Das Schuhwerk muss in Ordnung sein und eventuell kommen Einlagen nach Maß in Frage. Damit kann man die Entzündung der Sehne oftmals verhindern. Außerdem hilft notakehl D5 in Tropfenform. Es werden einmal pro Tag einige wenige Tropfen über der Achillessehne eingerieben. Es handelt sich um ein homöopathisches Mittel, welches entzündungshemmend ist und sowohl vorbeugend als auch im Akutfall hilft. Im Akutfall wird dies mehrfach am Tag angewendet.

Auf keinen Fall soll eine entzündete Achillessehne überlastet werden.

Intertrigo (Wolf)

„Vielleicht können Sie mir einen Tipp geben, wie ich trotz Intertrigo (Wolf) in der Leiste wandern gehen kann bzw. mich für einen Marathon vorbereiten kann?"

Ja, dies ist keine Hindernis. Tragen Sie Traumeel-Salbe und Kamillensalbe im Wechsel auf die gefährdeten bzw. entzündeten Stellen auf und lutschen Sie 1x pro Woche je 2 Globuli Hepar sulfuris D200, im Akutfall lutschen Sie 3x pro Tag je 1 Tablette Belladonna D6, so lange bis Besserung eintritt.

Muskelkrämpfe

„Muskelkrämpfe beim Sport stören mich immer mehr. Ich bitte um eine Arznei vorbeugend, sonst kann ich nicht für den Marathon trainieren. Danke!"

Lutschen sie 4 Wochen vor dem Marathon 3x täglich je 1 Tablette Cuprum metallicum D4, und wenn der Krampf schon da ist, 1x 3 Globuli Cuprum metallicum D30. Kalzium, Magnesium und Kochsalz muss ausreichend zugeführt werden. Außerdem müssen Sie genügend Flüssigkeit zu sich nehmen.

Stoffwechselprobleme

„Mein gesamter Stoffwechsel stimmt nicht. Die Harnsäure ist stets erhöht, bestenfalls im Grenzbereich, der Blutzucker ist grenzwertig und die Fettwerte sind erhöht. Das HDL Cholesterin, was hoch sein soll, ist viel zu niedrig. Dies sind die Aussagen meines Hausarztes. Ich muss immer Diät essen. Ich bin erst 35 Jahre alt, männlich. Ich habe über Marathon viel gelesen Kann ich mich an so ein hohes Ziel dran wagen? Stimmt das wirklich, dass sich der Stoffwechsel verbessert? Das wäre ja dann die beste Arznei. Kennen Sie sich aus? Anderes Krafttraining in der Halle absolviere ich regelmäßig 2x pro Woche aber ohne Erfolg."

Auf jeden Fall profitiert auch Ihr Stoffwechsel davon, nicht nur das Herz und das Immunsystem. Fangen Sie einfach an. Sie haben ja schon Kraftsport ausgeübt, da können Sie in einigen Monaten Ihr Ziel erreichen.

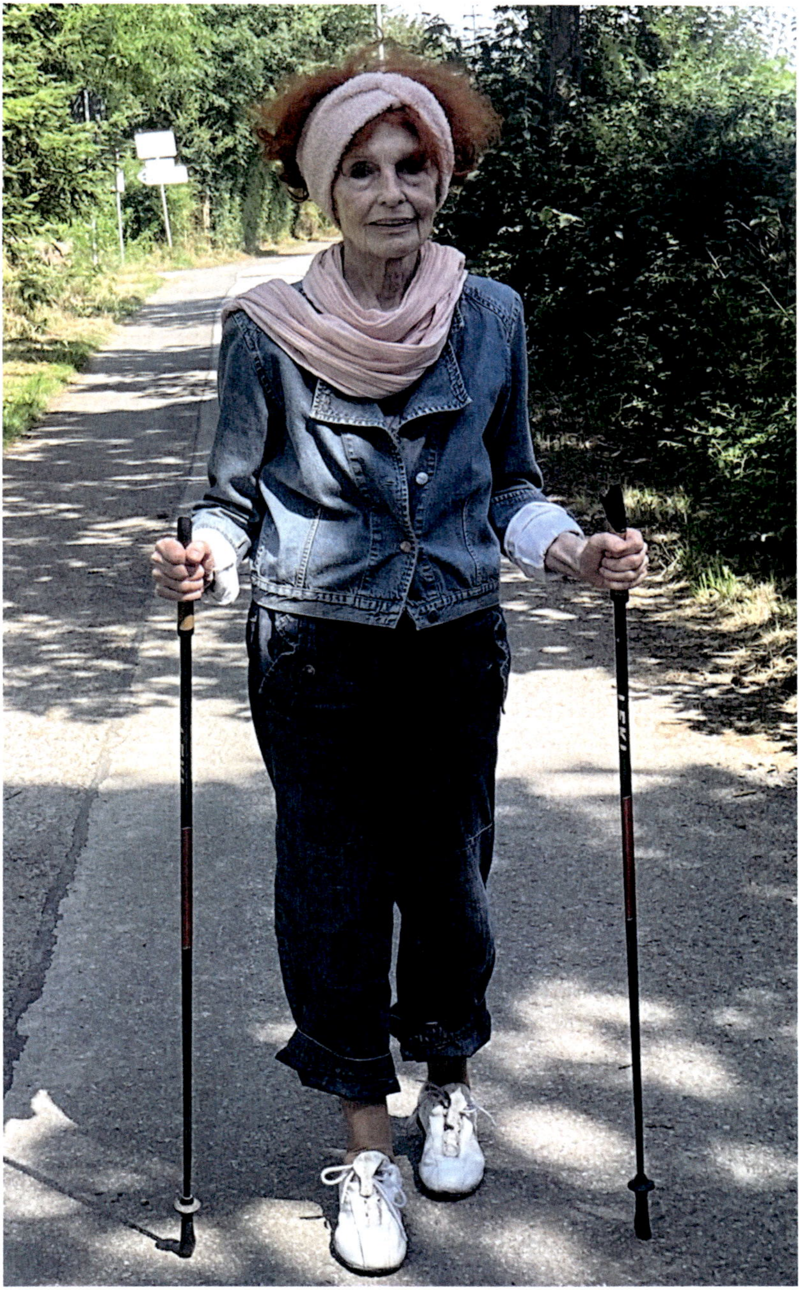

c) Nordic Walking

Beim Nordic Walking werden Stöcke eingesetzt, die Oberkörpermuskulatur wird zusätzlich gestärkt. Der Sauerstoffverbrauch ist durch die zusätzliche Oberkörperbewegung höher als beim Wandern. Der Rücken wird gestärkt, die Schultern und die Knochen allgemein. Lunge und Herz werden trainiert. Die Beweglichkeit, vor allem des Oberkörpers, wird gefördert. Nebenbei sorgt diese Sportart für Entspannung und Stress wird abgebaut. Die Pfunde purzeln, die Fettverbrennung wird stimuliert.

Aus der Praxis für die Praxis

Arthrose der Schulter- und Kniegelenke

„Ich bin 70 Jahre alt und leide an Arthrose der Schulter- und Kniegelenke. Kann ich mit Nordic Walking beginnen? Ich fühle mich nicht alt und bin immer für neue Informationen aufgeschlossen."

Ja, Sie können damit beginnen, aber sprechen Sie vorher mit einem Arzt oder Physiotherapeuten wegen der Belastbarkeit der Gelenke und auch allgemein.

Stärkung des Immunsystems

„Meine Freundin hat so gute Erfolge erzielt, was ihr Immunsystem betrifft. Sie macht mit einer Gruppe Nordic Walking. Seit sie diese Sportart betreibt, hat ihre chronische Infektneigung nachgelassen. Sie war zuvor innerhalb von sechs Monaten fünfmal krank, meist Nebenhöhlenentzündung und jetzt ist sie schon seit neun Monaten ohne Symptome. Sie ist auch sehr entspannt und hat beste Laune. Mein Immunsystem braucht auch Hilfe, ich habe bei jedem Wind Ohrenschmerzen und meine linke Schulter schmerzt. Soll ich mich der Gruppe meiner Freundin anschließen? Sie haben mich dazu eingeladen."

Auf jeden Fall. Wenn Ihre Gelenke mitmachen, dann beginnen Sie sofort. Sie werden auch entspannter und schlafen besser.

HWS und BWS-Syndrom

„Halswirbel- und Brustwirbelsäulen-Syndrom sind meine Diagnosen. Wenn die kalte Jahreszeit kommt, gehen die Symptome los mit Schmerzen und Verspannungen. Kann Nordic Walking helfen? Ich habe schon Bioresonanz, Akupunktur und Stoßwellentherapie hinter mir. Spritzen vom Orthopäden habe ich genügend bekommen, Cortison 20E gemischt mit Traumeel und Vitamin B. Auch Traumeel gemischt mit Neralgo-rheum Injeel hat nur bedingt geholfen und von Vitamin B habe ich gar nichts gemerkt. Soll ich es doch einmal mit Nordic Walking probieren? Meine Freundin schwärmt davon."

Ja, natürlich! Nordic Walking stärkt Schulter, Nacken und die Brustwirbelsäule. Kaufen Sie Stöcke und ab raus ins Freie, an die frische Luft!

Stressabbau

„Ich bin Führungskraft einer Bank, der Stress ist enorm. Mein Freund hat auch einen stressigen Beruf. Er läuft, er macht Nordic Walking und lässt so den Stress hinter sich. Empfehlen Sie mir diese Sportart zum Stressabbau?"

Auf jeden Fall! Es handelt sich hier um Bewegung an der frischen Luft. Nordic Walking dient der Entspannung. Depressionen werden leichter, die gute Laune kehrt zurück!

Vorbeugung gegen Kardiomyopathie

„Mein Vater litt an einer dilatativen Kardiomyopathie, dies war dann auch seine Todesursache. Wandern sei die beste Vorsorge, an einem solchen Leiden nicht zu erkranken, und wenn man schon erkrankt ist es eine große Hilfe, um die Krankheit nicht so schnell fortschreiten zu lassen. Stimmt das? Kann ich durch Nordic Walking vorsorgen? Ich möchte nicht an Kardiomyopathie erkranken. Meinem Vater ging es jahrelang nicht gut. Atemnot, Herzschmerzen und Schwächeanfälle waren die Symptome."

Ja, beginnen Sie auf alle Fälle mit dieser Sportart. Auf diese Weise wird mehr Sauerstoff aufgenommen. Eine gute Versorgung mit Sauerstoff ist für Lunge, Gefäße und Herz von großem Vorteil und die beste Vorsorge, was viele Krankheiten betrifft.

Hypoglykämie bei Diabetes Typ II

„Ich bin Diabetikerin Typ II, 45 Jahre alt. Meine Bekannten machen Nordic Walking. Kann ich mich dem anschließen? Sie betteln mich förmlich. Ich habe Angst vor Hypoglykämie. Ich hatte so was noch nie! Bei der Zuckerkrankheit Typ I ist so was mehr gefürchtet. Stimmt das?"

Ja, wenn Sie noch nie eine Unterzuckerung erlebten, dann brauchen Sie nicht unnötig Angst zu haben. Bewegung an der frischen Luft ist für alle Organe gut und wenn Sie es nicht mit dieser Sportart übertreiben, dann wird nichts passieren. Sollte es doch einmal zur Unterzuckerung kommen, dann geben Sie 5 Tropfen Veratrum album D4 2x im Abstand von 10 Minuten auf die Zunge und ebenso 4 Tropfen Rescue Remedy auf die Innenseite der Unterlippe. Traubenzucker sollte auch zum Einsatz kommen. Diese homöopathischen Arzneien helfen prompt. Sie haben mich in meiner über 50-jährigen Praxistätigkeit noch nie im Stich gelassen. Also sollten Sie sich diese Mittel immer einpacken, wenn Sie eine Wanderung unternehmen."

Verspannungen

„Ich leide unter Verspannungen im Schulter-Nacken-Bereich. Ich bin 48 Jahre alt, weiblich. Ich wollte mir auch Stöcke zulegen und mit den anderen Frauen aus unserem Dorf laufen. Was machen da meine Verspannungen? Oder gibt es sonst was gegen meine lästigen Beschwerden? Ich will unbedingt beim Nordic Walking mitmachen."

Klar doch, Sie sollten mitmachen! Nordic Walking beseitigt die Verspannungen. Ansonsten können Sie Mucokehl D3 Salbe auf dem Schulterbereich auftragen und leicht einreiben oder auch Traumeel Salbe. Des weiteren helfen Akupunktur und Massage. Beim Nordic Walking jedoch wird jedes Organ optimal mit Sauerstoff versorgt und dadurch lösen sich die Verspannungen.

Abnehmen

„Abnehmen möchte ich. Was würden Sie mir raten? Joggen oder Nordic Walking?"

Ich rate zum Nordic Walking, weil Sie bei dieser Sportart doch mehr von der Landschaft und von der Natur mitbekommen. Aber beide Ausdauersportarten eignen sich zum Abnehmen.

Ausgleich zum Beruf

„Ich suche nach einem Ausgleich zu meinem stressigen Beruf. Segeln, Schwimmen, Joggen, Kraftsport in der Halle, Nordic Walking, Rudern oder Reiten. Ich bin 57 Jahre alt, männlich. Ich hatte vor 30 Jahren mal ein Pferd."

Ich rate zum Wandern, später zu Fernwanderungen oder zum Nordic Walking. Dies sind Hobbys in der frischen Luft, man lernt Land und Leute kennen und beide Sportarten sind nebenbei beste Fußreflexzonenmassagen, welche Verbindung zum ganzen Körper haben und somit über das Nervensystem Stress und Anspannung abbauen.

Welche Sportart?

„Welche Sportart kommt für mich in Frage? Hallensport, Schwimmen, Skilaufen, Wandern, Nordic Walking, Rudern, Segeln, Reiten oder Joggen? Ich bin 30 Jahre alt, ich habe jetzt etwas mehr Freizeit und möchte mich sportlich betätigen. Meine Schwestern reiten und möchten mich dazu überreden."

Zwei Sportarten, beides Ausdauersportarten, kann ich Ihnen empfehlen und zwar Wandern und Nordic Walking. Nordic Walking entlastet den Bewegungsapparat, der Schulter-Nacken-Bereich wird besonders trainiert. Ausdauersport an der frischen Luft ökonomisiert die Herzarbeit und Herzfrequenz. Nordic Walking senkt die Risikofaktoren erhöhter Harnsäure- und Blutzuckerwerte bzw. Bluthochdruck und Übergewicht. Auch dickes Blut – erhöhte Hämoglobinwerte – sowie sämtliche Blutfettwerte kehren zur Norm zurück. Das Blut fließt wieder besser, die Stagnation, der Stau wird aufgelöst, alle Organe werden somit besser mit Sauerstoff versorgt. Die Kraft und die Koordination werden trainiert. Ängste werden abgebaut, ebenso Stress. Patienten, welche Psychopharmaka einnehmen, berichten, dass sie die Dosis verringern können. Und am besten ist, wenn Sie im Nadelwald mit Stöcken laufen.

Stocklänge

„Können Sie mit etwas über die Stocklänge der Nordic Walking Sticks sagen?"

Ja! Der Richtwert ist Körpergröße in cm × 0,66.

Zur Feinabstimmung die Stöcke richtig am Handgriff halten und senkrecht auf den Boden stellen. Der Winkel zwischen Ober- und Unterarm soll zwischen 90 und 100 Grad liegen.

Neigung zu Infekten

„Draußen regnet es, und die Nordic Walker sind munter, haben Regenbekleidung an und laufen so wie jeden Tag um 17 Uhr. Ich würde da auch gerne mitmachen, aber ich bin immer so schnell erkältet, vor allem Ohrenschmerzen plagen mich. Ich kann so etwas nicht wagen. Schade! Oder wissen Sie wie ich erst mal meine Infektneigung weg bekomme, so dass ich auch mitlaufen kann. Man hat mich schon zweimal angesprochen."

Sie brauchen keine Sorgen zu haben. Sie werden Ihre Infektneigung los, der konzentrierte Sauerstoff und das aktive Schwitzen, die Giftausscheidung, helfen Ihnen. Probieren Sie es aus! Am Anfang geben Sie etwas Watte in die Ohren, und, wenn Sie schwitzen, dann bleiben Sie auf keinen Fall zwischendurch stehen, sondern bleiben immer in Bewegung. Bewegung ist alles, da werden Sie nicht krank. Sollten Sie **anfangs** doch mal Ohrenschmerzen bekommen, dann geben Sie am besten in beide Ohren je 1 Tropfen notakehl D5 und reiben um jedes Ohr nochmal 1 Tropfen notakehl D5 ein. Bei Halsschmerzen träufeln Sie 2x am Tag je 5 Tropfen notakehl D5 in den Hals-Rachenraum. Notakehl ist ein entzündungshemmendes homöopathisches Arzneimittel, sehr, sehr zuverlässig in der Wirkung.

Krebsprävention

„Ich wage kaum zu fragen, ob Folgendes richtig ist: Ich habe gelesen, dass die Sportart Nordic Walking auch zur Krebsprävention eingesetzt werden kann."

Das stimmt, diese Sportart hat eine vorbeugende Wirkung gegen Tumorerkrankungen. Die vermehrte Sauerstoffaufnahme bringt das ganze Immunsystem auf , und die Tumormarker, welche erhöht sind, sinken. Dies berichten Patienten ganz erfreut immer wieder.

Nordic Walking bei Übergewicht und Knieproblemen

„Meine Freundin hat es mit ihren **Knien**, bei **Überlastung** klagt sie über Schmerzen. Sie ist erst 41 Jahre alt. Jetzt hat sie gehört, dass Nordic Walking die Kniegelenke auf jeden Fall schont und sie will damit beginnen. Und das Schönste ist, sie will mich mitnehmen, weil ich Übergewicht habe, mal mehr mal weniger. Soll ich das wagen?"

Auf jeden Fall. Dieser Ausdauersport ist für Übergewichtige sowie für Patienten mit schwachen Knien zu empfehlen. Die Kniegelenke werden gegenüber allen anderen Sportarten geschont. Machen Sie unbedingt mit!

Hohe Ruhepuls

„Mein **Ruhepuls** liegt bei 100 Schlägen pro Minute. Mein Hausarzt ist nicht zufrieden, er hat meine Schilddrüsenwerte bestimmen lassen, doch diese waren im Normbereich. Er hat mir geraten, Ausdauersport zu beginnen. Mein Bruder macht Nordic Walking und sagt, sein Ruhepuls liegt bei etwa 50 Schlägen pro Minute. Er meint, ich solle mich auch mit Nordic Walking anfreunden. Ist dies ein Ausdauersport, welcher mir hilft?"

Ja, Nordic Walking bringt ihre Pulsfrequenz mit Sicherheit runter, ich schätze mal, auf etwa 60 Schläge pro Minute. Am Anfang des Trainings erreicht man schnell niedrige Pulsschläge. Dann kommt die Wirkung oftmals zum Stillstand. Das ist normal.

Osteoporose

„Meine Mutter hat erniedrigte Kalziumwerte und ihre Schwester leidet an Osteoporose. Sie stopft viel kalziumhaltige Lebensmittel in sich hinein, aber die Werte steigen nicht. Kann Nordic Walking etwas helfen, um nicht an Osteoporose zu erkranken? Meine Mutter sorgt sich sehr."

Die Knochendichte nimmt zu, da der Kalziumverlust geringer wird. Ich rate sehr zu dem Ausdauersport Nordic Walking.

Und eine Empfehlung: Ihre Mutter soll die homöopathische Arznei Calcoheel und Osteoheel 5 Tabletten nach Anweisung lutschen. Außerdem soll sie die Nosode Tuberculinum GT D200 einmalig zu Therapiebeginn 2 Globuli lutschen.

Flüssigkeitsbedarf

„Ich möchte im Sommer mit Nordic Walking beginnen. Ich bin 23 Jahre alt, weiblich. Meine Schwester und meine Mutter nörgeln immer an mir herum, weil ich zu wenig trinke. Ein Durstgefühl kenne ich praktisch nicht. Ab und zu habe ich mal eine klebrige Zunge, dann trinke ich. Muss ich bei dem Sport Nordic Walking darauf achten?"

Auf jeden Fall müssen Sie ausreichend trinken, Sie verlieren durch das intensive Schwitzen 2–3 Liter Flüssigkeit pro Stunde. Der Blutdruck sinkt, die Sauerstoffversorgung wird schlechter, Sie ermüden, die Leistung lässt nach. Sie müssen trinken und genügend Kochsalz, z. B. in Form von Bouillon, zu sich nehmen. Bei Wettkämpfen ist sogar warme Bouillon empfehlenswert.

Nordic Walking als Einzelsport

„Ich beginne vorerst allein mit dem Walken. Welche Wege sind am besten?"

Am Anfang bevorzugen Sie gerade Waldwege, notfalls auch Straßen, die Verletzungsgefahr kann auf diese Weise gering gehalten werden.

d) Joggen

Joggen ist gesund. Das Sterberisiko ist um 27 % geringer als bei Menschen, die nicht joggen.

Herz-Kreislauf-Erkrankungen bessern sich, das Risiko an dieser Erkrankung zu sterben, wird um 30 % gesenkt. Die Zellen nehmen mehr Sauerstoff auf und der Herzmuskel wird kräftiger. Die Sehkraft bleibt länger erhalten. Auch das Risiko sinkt, an Bluthochdruck zu erkranken. Laufen stärkt die Lunge, man atmet beim Joggen noch tiefer als bei anderen Sportarten, die Sauerstoffversorgung ist beim Joggen optimal. Das Immunsystem allgemein wird gestärkt. Der Körper hat die Möglichkeit, Infekte besser abzuwehren. Weiterhin baut das Joggen den Stress ab, der Schlaf wird besser, die Patienten werden ausgeglichener und optimistischer.

Stark Übergewichtige wählen aber vielleicht eine andere Sportart an der frischen Luft, um die Gelenke zu schonen.

Aus der Praxis für die Praxis

Welche Sportart bei Lust auf Bewegung?

„Ich möchte mich jetzt auch bewegen. Für welche Sportart soll ich mich entscheiden? Schwimmen, Joggen, Wandern oder Radfahren? Ich bin 32 Jahre alt und soweit gesund. Meine Gelenke sind in Ordnung."

Wandern kommt hier in Frage und am Wochenende vielleicht joggen, damit es nicht langweilig wird. Beim Wandern erleben Sie die Natur, können diese genießen und kommen runter. Ruhe kehrt ein. Alle Sinne werden geschult und vertieft: Sehen, Riechen, Fühlen, Hören, und der Gleichgewichtssinn wird trainiert.

Krafttraining oder Joggen?

„Meine Schwester mahnt mich immer, ich solle Krafttraining in der Halle machen statt zu joggen. Meine Gelenke würden zu sehr leiden. Soll ich wechseln? Ich bin 35 Jahre alt und habe gesunde Gelenke."

Nein, auf keinen Fall! Sport an der frischen Luft ist das beste Training für sämtliche Organe. Bleiben Sie beim Joggen. Sie haben wahrscheinlich kein Übergewicht und Ihre Gelenke sind in Ordnung. Wenn Sie starkes Übergewicht hätten, dann müsste man an einen anderen Sport an der frischen Luft denken, z. B. ans Wandern, um die Gelenke zu schonen. Aber Hallensport kommt nicht in Frage.

Joggen macht glücklich

„Joggen macht mich einfach glücklich. 5x in der Woche bin ich unterwegs. Wenn ich nach Hause komme und mich geduscht habe, bin ich wie ausgewechselt. So fühle ich mich.

Und mein Naturarzt hat mir eine Dunkelfeld-Untersuchung im Mikroskop gemacht – es war nach einer Covid-Infektion – da lagen meine (ich glaube, roten) Blutkörperchen in Geldrollen aneinander geklebt und jede Menge Filite (Eiweißfäden) verstopften das Blut. D. h. das Blut war als Folge der schweren Infektion total übersäuert. Der Arzt riet mir, laufen zu gehen, da er mich nicht kannte, und da begann ich drei Wochen nach der Infektion wieder zu joggen, ohne Einschränkung. Nach weiteren drei Wochen waren die Zeichen der Übersäuerung (Geldrollen, Filite und Symplasten) nicht mehr zu finden. Mein Blut floss wieder ohne Hindernisse. Joggen hilft auch den Säure-Base-Haushalt zu regulieren.
Meine Frage geht dahin: Soll ich meine zwei Geschwister zum Joggen überreden oder hilft jede Sportart an der frischen Luft, damit das Blut fließt und der Säure-Base-Haushalt in Ordnung kommt?"

Sportarten wie Wandern, Schwimmen in offenen Seen, Bergsteigen, Skilanglauf, aber auch Radwanderungen haben denselben Effekt.

Joggen zur Depressionsprävention

„Nach dem Joggen ist meine Freundin immer ganz high und ausgeglichen. Sie ist im Alltag eher depressiv. Kann man das Joggen auch zur Behandlung leichter Depression einsetzen? Ich bin angehende Heilpraktikerin und habe noch keine Berufserfahrung."

Ja, als Zusatzbehandlung bei leichter Depression ist Joggen sehr zu empfehlen. Beim Joggen werden Endorphine ausgeschüttet. Und wenn das Joggen im Nadelwald ausgeführt wird, dann kann man die Antidepressiva verringern oder gar ganz absetzen. Studien belegen das. Natürlich müssen sich die Patienten trotzdem immer wieder beim Psychiater vorstellen.

Neigung zu Sonnenbrand und Sonnenstich

„Ich bin 20 Jahre alt, männlich. Ich will mit dem Joggen beginnen. Ich bin etwas ängstlicher und empfindlicher als meine Kameraden, die schon joggen. Ich bekomme leicht einen Sonnenstich und auch einen Sonnenbrand. Wie kann ich vorsorgen?"

Setzen Sie einen Hut auf, der die Halswirbelsäule schützt, und ein Hemd mit langen Ärmeln, was auch wegen der Zecken usw. nützlich ist. Außerdem sollten Sie eine Wanderhose tragen, welche die Beine bedeckt. Wenn Sie Anzeichen eines Sonnenbrandes verspüren, dann lutschen Sie 1x 2 Globuli Lachesis D30 und zusätzlich Apis D4 stündlich je 1 Tablette bis die Symptome verschwunden sind.

Bei einem Sonnenbrand benutzen Sie notakehl Salbe D3 und Rescue Remedy Salbe. Eine Sonnenschutzcreme mit einem hohen Lichtschutzfaktor muss vorsorglich zum Einsatz kommen, am besten eine schweißfeste Sonnenschutzcreme z. B. von Nivea.

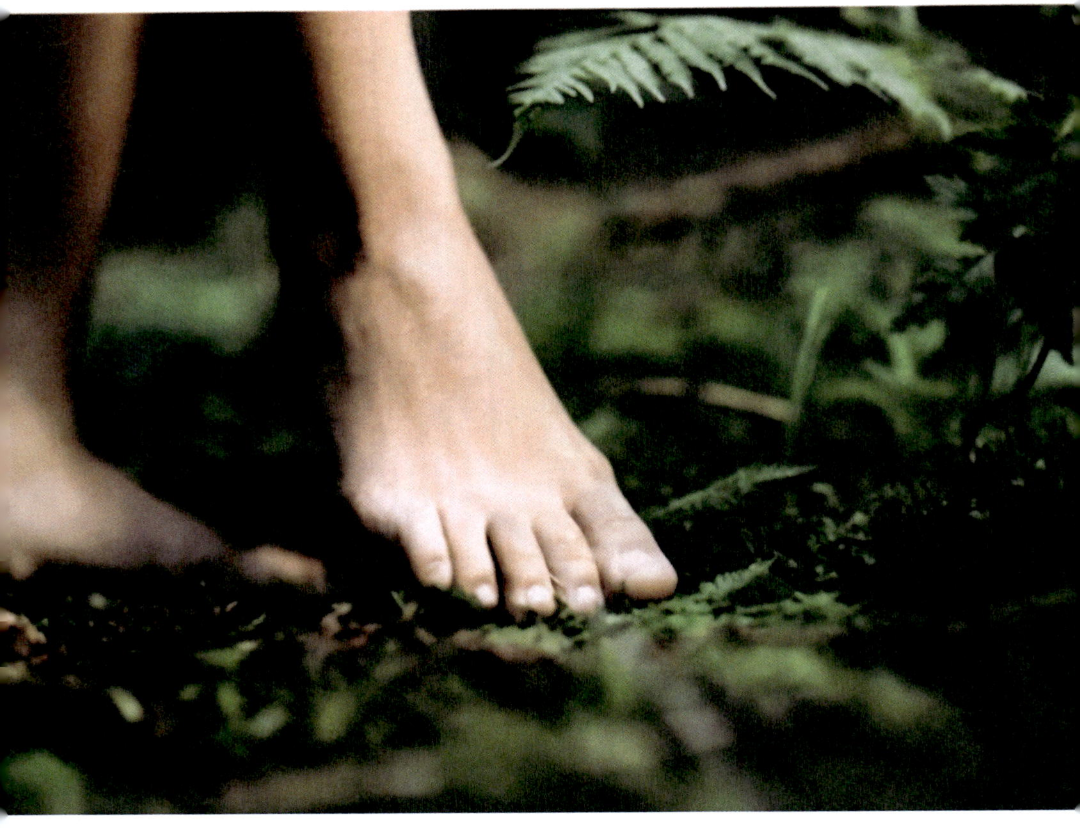

3 Barfußlaufen – immer wieder unterschätzt

„Barfußlaufen wird von Pfarrer Kneipp sehr empfohlen. Warum? Wieso? Was hat das mit dem Barfußlaufen auf sich?"

Es handelt sich hier um eine völlig nebenwirkungsfreie Medizin, eine natürliche Fußreflexzonenmassage! Sie wollen entspannen? Dann probieren Sie zuerst einmal in Ihren Räumen, in Ihren eigenen vier Wänden, ohne Schuhe und Strümpfe, abends vor dem Schlafengehen ¼ Stunde barfuß zu gehen. Später steigern Sie es auf eine ½ Stunde. Dann fangen Sie an, auf bekannten Strecken, wo der Untergrund z. B. aus Stroh, Gras oder Stein besteht. Die Fußsohle wird hier unterschiedlich massiert. Jedes Material ist anders. Bis Sie problemlos über Stock und Stein wandern können dauert! Sie brauchen Geduld. Je länger Sie geübt haben, desto schmerzunempfindlicher wird die Fußsohle.

Pfarrer Kneipp lehrt, je länger Sie über Gras, Stroh, Stein und durch Bäche gestapft sind, desto besser funktioniert Ihr Immunsystem, sie erkälten sich weniger, die Schmerzempfindlichkeit lässt nach, das komplette Immunsystem wird gestärkt. Fuß- und Nagelpilzerkrankungen z. B. kommen in Zukunft nicht mehr vor. Der gute Sauerstoffaustausch ist dafür verantwortlich. Insgesamt werden die Selbstheilungskräfte mobilisiert, die in Ihrem Körper die wichtigste Aufgabe erfüllen.

Ihre eventuell kalten Füße, welche im Hochsommer trotz Wärmflasche, Bettsocken, gefütterten Schuhen und sonstigen Thermoeinlagen nicht warm werden, bekommen durch das Barfußgehen Hilfe. Wenn Sie barfuß über Stock und Stein gehen und durch Bäche waten, dann spricht man von den Kneipp'schen Wechselbädern, welche bei meinen Patienten noch nie versagt haben. Die Durchblutung wird angeregt.

Vorsichtsmaßnahmen bei Diabetikern: Sie sollen nur auf bekanntem Untergrund, wie z. B. Gras, laufen, um Verletzungen zu vermeiden.

a) Das Tautreten

Man sollte abgehärtet sein und man sollte in den Sommermonaten mit dem Tautreten beginnen. Nach dem Aufstehen läuft man einige wenige Minuten durch das taunasse Gras. Überprüfen Sie zuerst Ihre Füße, ob diese warm sind. Nach dem Tautreten sollten die Füße auf keinen Fall abgetrocknet werden, sondern: Weiterlaufen ist angesagt. Ich habe oftmals, wenn kein Tau war, den Rasen mit dem Gartenschlauch befeuchtet, das geht auch.

Das Immunsystem wird gestärkt, die Selbstheilungskräfte mobilisiert, Durchblutungsstörungen verbessern sich, der hohe Blutdruck wird gesenkt, Erkältungen haben keine Chance mehr. Stress wird völlig abgebaut, Fußpilz gibt es nicht mehr, Kopfschmerzen und Migräne werden gelindert, meist für immer geheilt.

Durch die vielen Nervenzellen an den Füßen wird der Gleichgewichtssinn geschult, die Verbesserung der Motorik hilft auch unseren Senioren, die Schwindelattacken reduzieren sich. Die Unfall- und Sturzgefahr nimmt ab.

Und wenn es einmal schwer fällt, dann gehen Sie 20 Minuten in Ihrer Wohnung barfuß.

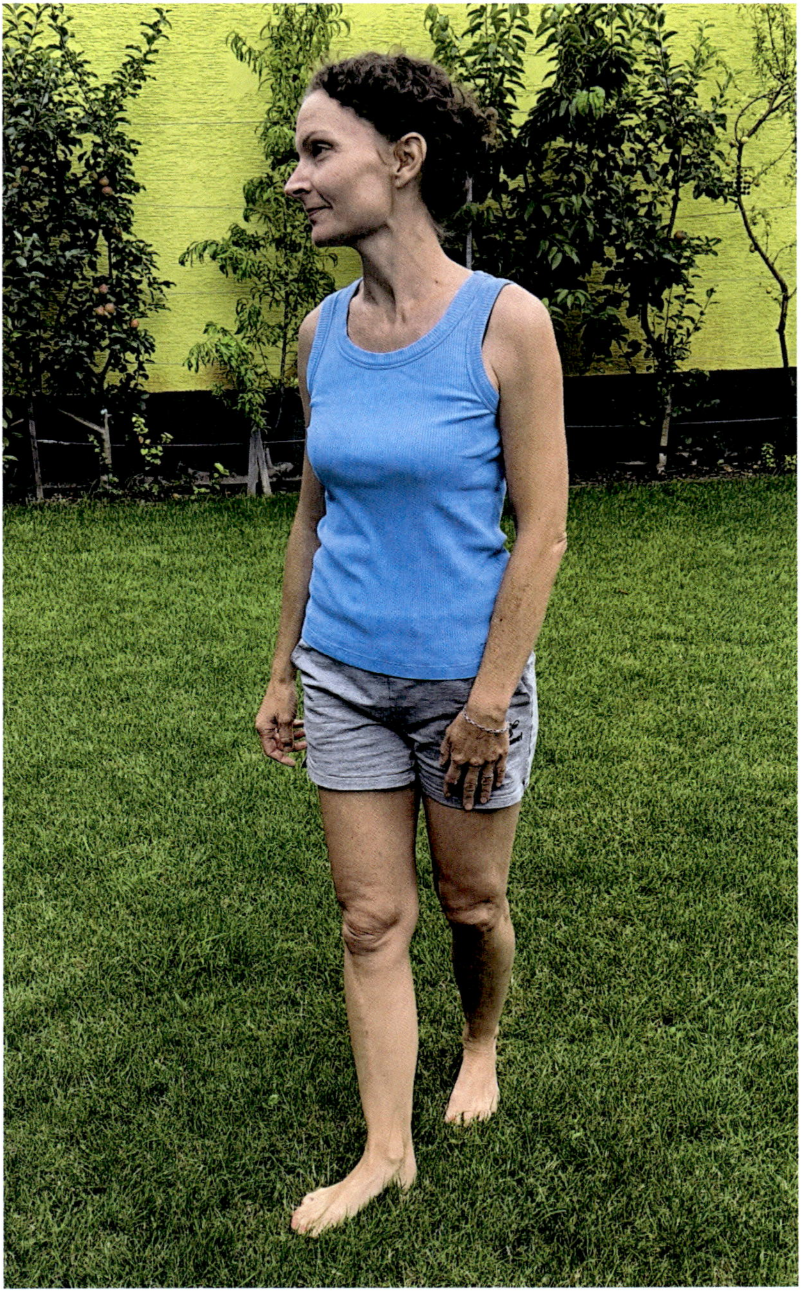

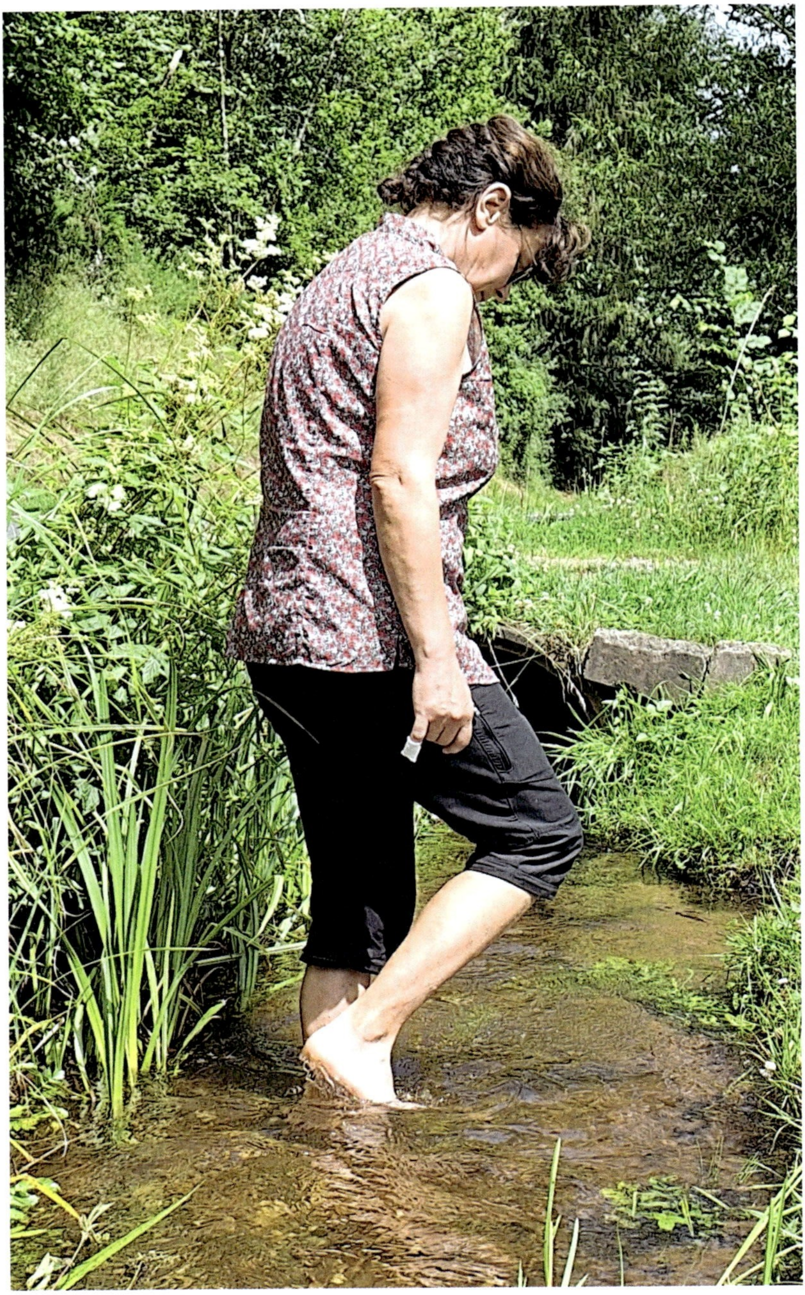

Aus der Praxis für die Praxis

Blasenentzündung und Barfußlaufen

„Ich bin 78 Jahre alt, überempfindlich, was Kälte betrifft. Ich leide an einer Autoimmunerkrankung aus dem rheumatischen Formenkreis. Meine Tochter zwingt mich gewissermaßen, barfuß im taufrischen Gras zu laufen. Sie sagt immer, das tue ihrem Immunsystem so gut, ihre chronische Sinusitis sei auf diese Weise geheilt. Da habe ich mich breit schlagen lassen und habe es probiert, das Ergebnis war: meine rezidivierende Blasenentzündung ist wieder akut geworden. Was soll das? Ich bin ganz aufgeregt und bitte um Hilfe."

Lassen Sie das Barfußgehen im Freien, aber gehen Sie täglich 20 Minuten in Ihrer Wohnung barfuß.

Ischias

„Ischias heißt mein Schwachpunkt. Wie sieht das mit dem Tautreten aus?"

Im Sommer, wenn das Erdreich durchwärmt ist, laufen, aber nicht im nassen Gras. Ischias ist eine chronische Erkrankung, welche oftmals auch therapieresistent ist, da sollten Sie nichts riskieren.

Barfußlaufen nach Coronainfektion

„Ich bin 62 Jahre alt, weiblich, und habe eine Coronainfektion hinter mir. 6 Wochen lang plagte mich Schwindel mit Sturzgefahr. Es ist nichts passiert, ich konnte nach 6 Wochen erstmals halbtags arbeiten und jetzt kommen immer noch Nachschwankungen vor, meist bei Stress. Kann mir das Barfußgehen wie z. B. Tautreten helfen? Meine Cousine wird seitdem nicht mehr krank."

Ja, natürlich, beginnen Sie mit Barfußgehen in Ihrer Wohnung. Stellen Sie Ihre Füße kurz in kaltes Wasser und laufen Sie los, circa ¼–½ Stunde. Anschließend ziehen Sie unbedingt warme Socken an! Das Tautreten beginnen Sie am besten im Frühjahr oder im Frühsommer. Und auch das Schneegehen können Sie anschließen, anfangs nur wenige Sekunden (10–20). Dann steigern Sie auf 1–2 Minuten. Ihr Schwindel erholt sich und plagt Sie auch in Stresssituationen nicht mehr.

Morbus Menière

„Ich bin 61 Jahre alt, weiblich. Morbus Menière lautet meine Diagnose, mein Gleichgewichtssinn hatte mich verlassen. Ich musste mich einige Tage lang auf allen Vieren von einem Ort zum anderen bewegen, aber jetzt hat sich alles wieder erholt. Aber ich wollte Radfahren, mein Hobby, und da stürzte ich beim Aufsteigen. Mein Arzt meinte, das seien noch Restzustände dieser Erkrankung und das brauche noch einige Zeit. Kann da auch das Tautreten helfen? Ich kann mit meinen Freundinnen noch keine Radtour unternehmen. Sonst, im Alltag ist alles in Ordnung."

Ja, härten Sie sich ab, beginnen Sie nicht sofort mit dem Tautreten, sondern üben Sie erst das Barfußgehen in geschlossenen Räumen. Stellen Sie Ihre Füße kurz in kaltes Wasser, dann laufen Sie. Beenden Sie das Gehen mit warmen Socken, falls Ihre Füße nicht warm sind. Das ist ganz wichtig!

Später laufen Sie im Freien auf bekannten Strecken, und wenn es warm wird, im Frühjahr im nassen, taufrischen Gras, welches Sie auch mit einer Gießkanne anfeuchten können. Und, wie gesagt, warme Füße sind natürlich das A und O.

Unterstützen Sie Ihren Gleichgewichtssinn mit einem homöopathischen Mittel, das Vertigoheel heißt, am besten in Tropfenform, mal über 2–3 Wochen nach Anweisung. Und vor dem Aufsteigen aufs Rad geben Sie im Abstand von 10 Minuten 2x jeweils 4 Tropfen Rescue Remedy auf die Innenseite der Unterlippe. Zusätzlich kann vor der Radtour Veratrum album D3 5 Globuli einmalig Einsatz finden. Dann werden Sie nicht mehr stürzen, Ihr Gleichgewichtssinn verlässt Sie nicht mehr.

Fußpilz, chronisch

„Seit Jahren reise ich von Arzt zu Arzt und war schon in zwei Kurkliniken, ohne Erfolg. Ich glaube an keinen Ratschlag mehr. Meine Tante rät mir zum Tautreten. Na ja, das ist eine natürlich Methode, da kann ja nichts schief gehen. Bitte, beraten Sie mich. Chemische Arzneien haben nicht geholfen. Wie funktioniert das Tautreten? Ich bin halt skeptisch geworden und bitte gerade deshalb um Hilfe! Danke!"

Das ist verständlich. Das Tautreten mobilisiert die Selbstheilungskräfte. Ohne Selbstheilung geschieht in Ihrem Körper überhaupt nichts. Es handelt sich um eine Umstimmungstherapie, das Laufen im nassen Gras setzt einen Reiz in Ihrem Immunsystem und dieses antwortet. Es handelt sich um eine Reiztherapie und der Körper reagiert durch Aktivierung der Selbstheilungskräfte. Probieren Sie es aus! Der Fußpilz heilt durch das Barfußgehen, am besten natürlich hilft das Tautreten und später das Schneegehen. Dabei sind die Reize am stärksten. Barfußgehen ist eine kostenfreie natürliche Medizin, welche die Selbstheilung in Gang setzt. Überzeugen Sie sich davon. Viel Spaß!

Feuchte Makuladegeneration

„Ich bin 62 Jahre alt und lebe allein. Mein Mann ist gestorben. Ich musste das Autofahren beenden, weil ich beginnende feuchte Makuladegeneration habe und die Staroperation (grauer Star) vor zwei Jahren auch keinerlei Erfolg hatte. Der Nach-Star war auch nicht zu beeinflussen. Phosphorus D30 brachte kurzfristig leichte Besserung, sowie Mucokehl D5 Augentropfen. Gibt es noch irgendwo Hilfe? Mein ganzes Immunsystem funktioniert zur Zeit nicht. Sogar Eigenblutbehandlungen brachten keine Besserung! Ich bin hoffnungslos, ich wohne in einem kleinen Dorf und muss zu den Ärzten und zum Wocheneinkauf gefahren werden."

Versuchen Sie es mit Kneipp'schen Anwendungen, ganz speziell mit dem Barfußgehen. Zunächst in Ihren bekannten Räumen, dann im Freien, wenn der Boden und Ihre Füße warm sind, später üben Sie sich dann im Tautreten. Das ganze Immunsystem, der ganze Körper, auch die Augen, bekommen Hilfe. Ich habe es schon einige Male erlebt. Viel Erfolg!

b) Schneegehen

Das Schneegehen ist auch eine Kneipp'sche Anwendung, welche die Abwehrkräfte gegen Erkältungen steigert.

Frisch gefallener Schnee löst einen starken Kältereiz aus. Die Gangart sollte flott sein, kurzes Barfußlaufen ist ungefährlich, was die Gefahr von Erfrierungen betrifft.

Dauer: Bewegung von einigen Sekunden bis zu zwei Minuten, anschließend für warme Füße sorgen und dicke Socken!

Schneegehen ist durchblutungsfördernd und vegetativ stabilisierend. Der Kreislauf wird angeregt, Selbstheilungskräfte werden mobilisiert. Schneegehen ist eine starke Reiztherapie, der Reiz ist stärker als beim Tautreten oder sonstigem Barfußlaufen.

Aus der Praxis für die Praxis

Chronisch kalte Füße

„Ich leide unter chronisch kalten Füßen, Tag und Nacht!. Gibt es Hilfe von Pfarrer Kneipp? Ich bin für alles bereit. Ich bin 28 Jahre alt. Danke!"

Ja, Schneegehen im frisch gefallenen Schnee regt die Durchblutung an, damit hatten meine Patienten schon oft Erfolg. Bleiben Sie beim Schneegehen niemals stehen. Beginnen Sie mit einer Dauer von einigen Sekunden und steigern Sie langsam auf 2–3 Minuten. Das Barfußgehen im Schnee wirkt vegetativ stabilisierend. Das ist enorm wichtig. Die Selbstheilung kommt in Gang.

Migräne

„**Migräne** plagt mich, ich bin 55 Jahre alt, männlich. Akupunktur hat bei mir für jahrelange Beschwerdefreiheit gesorgt, der chinesische Arzt hat aber mittlerweile aus Altersgründen geschlossen. Weitere Akupunkturversuche scheiterten. Ist Schneegehen etwas für mich? Oder haben Sie sonst noch einen Tipp?"

Ja, beginnen Sie mit Tautreten nach Kneipp und nach Abhärtung gewöhnen Sie sich ans Schneegehen, einige Sekunden (20–30 Sekunden). Für warme Füße müssen Sie anschließend sorgen, z. B. dicke Socken anziehen, aber die Füße nicht abtrocknen, sondern weiter laufen. Probieren Sie es aus!

Versuchen Sie es mit den Arzneien spigelon und Gelsemium Homaccord, beide Arzneien werden nach Vorschrift im **täglichen Wechsel** eingenommen.

Stärkung des vegetativen Nervensystems

„Jeder Luftzug, jeder Wetterwechsel, jeder Temperaturunterschied macht mir enorm zu schaffen. Mein **Vegetativum reguliert nicht mehr ausreichend**. Ich bekomme Ohrenschmerzen, ich schwitze und friere im Wechsel, ich bekomme Neuralgien, meist im Gesicht oder auch ein Halswirbel-Syndrom wechselt mit einem Brustwirbelsäulen-Syndrom ab. Das Schulter-Arm-Syndrom plagt mich meist in der kalten Jahreszeit. Kann da auch Schneelaufen helfen? Ich war schon bei vielen Ärzten, aber wirkliche Hilfe bekam ich nicht. Wie bringe ich mein vegetatives Nervensystem wieder zum Funktionieren?"

Das können Sie tun, wenn Sie sich abhärten, dann klappt es mit dem Schneegehen. Beginnen Sie mit dem Barfußlaufen zunächst in Ihrer Wohnung, dann im Sommer im Freien. Wenn das mit dem Tautreten klappt, dann versuchen Sie es mit dem Schneelaufen, am Anfang nur 10–20 Sekunden, dann steigern Sie auf höchstens 1–2 Minuten. Ausprobieren!

In der Homöopathie gibt es eine Arznei, welche Pulsatilla heißt. Es handelt sich um die Küchenschelle, ein Hahnenfußgewächs, welches in Nordasien wächst und der Wetterhahn unter dem homöopathischen Mitteln genannt wird. Die Dosis muss individuell angepasst werden. Vielleicht kann Ihnen ein Homöopath damit zusätzlich weiter helfen.

Wirkmechansimus von Tautreten/Schneegehen

„Warum ist Tautreten und Schneegehen so gesund? Die Erfolge sind ja verblüffend."

Das Tautreten und das Schneegehen bedeutet jedes mal einen „Stoß ins Vegetativum" (F. Hoff), ins vegetative Nervensystem, auch unwillkürliches Nervensystem genannt. Es handelt sich um eine Reiztherapie, der Körper antwortet auf diesen Reiz. Die Reizung des vegetativen Nervensystems bedeutet eine antiphlogistische (entzündungshemmende) Wirkung, z. B. beim Fieberabfall nach kurzem Fieberanstieg, einen Abfall des Blutzuckers usw. Eine Stimulierung der spezifischen und unspezifischen Abwehr erfolgt. Die Abwehrsituation wird optimiert. Es handelt sich oftmals um eine vegetative Gesamtumschaltung, echte Heilungen werden angestoßen.

Hintergrund: Das vegetative Nervensystem bedeutet, dass die Vorgänge in unserem Körper nicht direkt, sondern indirekt beeinflusst werden. Das somatische oder animalische Nervensystem dagegen ermöglicht eine willkürliche Reaktionsweise.

Trockene Makuladegeneration

„Ich leide unter einer trockenen **Makuladegeneration**. Kann das Schneegehen schaden? Ich bin 50 Jahre alt, männlich. Es wurde mir empfohlen. Außer Mucokehl D5 Augentropfen hat mir keine Arznei geholfen."

Nein, auf keinen Fall können diese Therapien schaden. Setzen Sie eine Sonnenbrille auf und beginnen **nach Abhärtung** mit dem Schneegehen. Man kann die Augen nicht vom Gesamtorganismus trennen, zum Training gehört der ganze Körper. Die Durchblutung wird durch das Barfußgehen angeregt. Die natürlichen Heilungsvorgänge allein sind ausschlaggebend, wenn es um Heilung einer Krankheit geht. Es handelt sich beim Barfußgehen – und erst recht beim Schneegehen – um Reiztherapien und der Körper antwortet durch Einsatz der Selbstheilung. Auch das Auge wird hiervon betroffen. Die Durchblutung wird angeregt, und wenn Ihnen die Mucokehl D5 Augentropfen geholfen haben, dann liegt diese Hilfe auf derselben Schiene. Beide Therapien fördern die Durchblutung durch natürliche Heilungsvorgänge. Beim Schneegehen ist der Kältereiz wesentlich größer als beim Tautreten, aber tasten Sie sich über Abhärtung langsam vor.

Kopfschmerzen

„Meine Mutter bekam mit ihren **Kopfschmerzen** – es handelte sich nicht um Migräne – große Hilfe durch das Tautreten und später durch das Schneegehen. Gibt es dafür eine Erklärung? Wie funktioniert das im Körper? Ich möchte vielleicht auch mit dem Tautreten beginnen."

Die Erklärung ist ganz einfach. Es handelt sich beim Tautreten sowie beim Schneegehen um eine Reiztherapie. Die Kälte vom nassen Gras und erst recht vom Schnee setzt im Körper einen Reiz und dieser wird beantwortet. Es handelt sich hierbei um einen „Stoß ins Vegetativum". In diesem Fall wird die Durchblutung angeregt.

Beginnen Sie auch mit dem Tautreten, am besten im Frühjahr oder Sommer. Ihr Immunsystem wird gestärkt, Krankheiten werden abgehalten, die Schwachstellen in Ihrem Körper bekommen Hilfe. Und das Schneegehen ist die stärkste Reiztherapie. Viel Spaß!

Kontraindikationen

„Gibt es bestimmte Krankheiten, welche Tautreten oder Schneegehen verbieten?"

Ja, bei chronischen Erkrankungen wie Blasenkatarrh, rezidivierende Nierenbeckenentzündung, Ischiasneuritis und weiteren rheumatischen Erkrankungen. Sie sollten zuerst Rücksprache mit einem Arzt halten.

Kniegelenkarthrose

„Ich habe eine Kniegelenkarthrose zweiten Grades, meist habe ich keine Schmerzen, seit sechs Wochen plagen mich die Schmerzen im rechten Knie. Bryonia D3 und der Physiotherapeut konnten nur bedingt helfen. Meine Tochter empfahl Barfußgehen im taufrischen Gras und wenn es warm ist, üben."

Ihr Knie braucht Ruhe und wenn Sie barfuß laufen wollen, dann bitte nur in Ihrem Räumen und wenn Ihre Füße warm sind. Tautreten ist zu gefährlich, das nasse Gras verschlimmert Ihre Beschwerden. Vielleicht ist das später, wenn die Arthrose sich beruhigt hat, eine gute Übung.

Blasenentzündung

„Zwei Ärzte habe ich konsultiert wegen meiner immer wieder aufkommenden Blasenentzündung Ich wollte Barfußlaufen üben und vielleicht Tautreten. Der Hausarzt meinte, das sei ganz schädlich. Die Blasenentzündung müsse wenigstens drei Jahre zur Ruhe gekommen sein. Ein Kneipp-Arzt aus Bad Wörishofen empfahl das Barfußgehen als Abhärtung. Diese sollte folgendermaßen vor sich gehen: Wenn die Blasenentzündung nicht akut ist solle ich einen Combur 5 Test machen und wenn dieser negativ ausfällt, dann könne ich mich langsam an das Barfußgehen heran tasten. Zuerst in den eigenen Räumen und später, wenn es warm ist, im Freien, aber vorerst noch nicht im taufrischen Gras. Abhärtung sei ganz wichtig, und wiederholt muss ein Test gemacht werden. Wie soll ich mich verhalten?"

Kompliziert, aber härten Sie sich ganz langsam, mit viel Ausdauer ab. Ihr Körper gibt Ihnen Signale, wie weit Sie gehen können. Ein Kneipp-Arzt hat viel Erfahrung und vielleicht können Sie auch in Bad Wörishofen eine auf Sie abgestimmte Kur machen. Mit Chronischen Blasenentzündungen/Barfußgehen sind Kneipp-Ärzte vertraut.

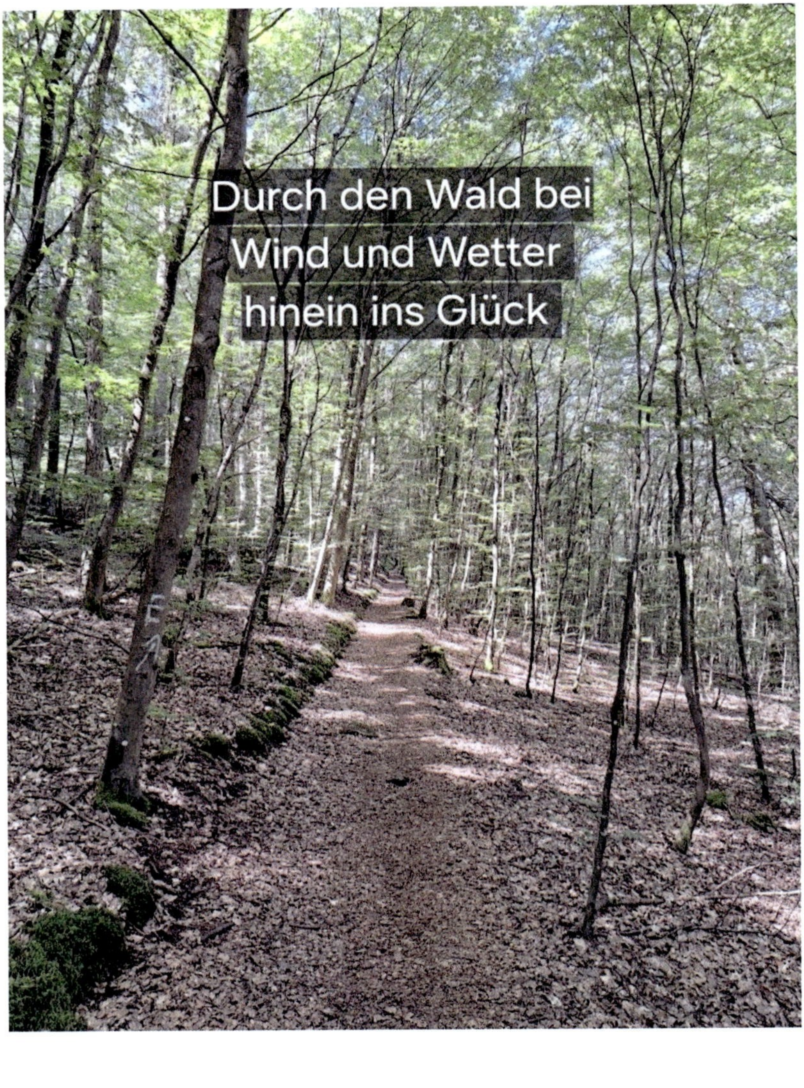
Durch den Wald bei
Wind und Wetter
hinein ins Glück

4 Waldmedizin – Ätherische Öle im Nadelwald

Doktor Wald – Eine Medizin der Zukunft

Die Waldluft, ganz besonders die des Nadelwaldes, enthält viele ätherische Öle. Dies sind Pflanzenextrakte und zählen zu den sekundären Pflanzenstoffen. Die ätherischen Öle befinden sich in den Öldrüsen der Pflanzen, die sind in den verschiedenen Pflanzenteilen vorhanden, wie z. B. Blüten, Blättern und Wurzeln. Die Öle sind leicht flüchtig und sind nicht mit den üblichen Ölen vergleichbar. Sie verdunsten rückstandslos. Ätherische Öle werden in der Komplementärmedizin zur Behandlung ganz verschiedener Erkrankungen eingesetzt, sowohl gegen körperliche als auch psychische Beschwerden. Die Öle werden bei rheumatischen Erkrankungen auf die Haut aufgetragen und gelangen somit in den ganzen Körper. Die Behandlung ist risikoarm. Ätherische Öle wirken indem sie die Selbstheilung des Körpers in Gang setzen.

Die ätherischen Öle des Nadelwaldes enthalten Terpene hochkonzentriert. Terpene werden über die Schleimhaut aufgenommen und sind nach Minuten im Blut nachweisbar. Es werden Impulse an das limbische System weitergeleitet. Die Ausschüttung von Dopamin, Seratonin und Endorphine wird aktiviert und beeinflusst unsere Stimmung.

Ich stelle Ihnen einige wichtige Baumöle vor. Die Anwendungsmöglichkeiten dieser Baumöle sind vielseitig. Fußbäder, Wickel, Rasierwasser und Fußspray, auch Nasenöl, Brustbaden, Flüssigseife und Massageöl sind bekannt. Zur Inhalation eignen sich die ätherischen

Öle. Auch über die Duftlampe, Aromavernebler und über Raumspray kann man diese Öle zur Anwendung bringen. Ätherische Öle können als Kontaktallergen in Frage kommen, daran ist immer zu denken. Das kann auch im Haushalt lebende Tiere betreffen, so können Hunde und Katzen eventuell allergisch mit Augenproblemen darauf reagieren.

Die ätherischen Öle der **Fichte** wirken nicht nur entzündungshemmend, sondern auch schmerzlösend und werden bei Rheuma und Erkältung eingesetzt. Eine eventuelle depressive Verstimmung verschwindet manchmal sehr schnell, wenn Sie sich im Wald mit Fichten länger aufhalten.

Das **Kiefernadelöl** wird eingesetzt bei Rheuma, Bronchitis und Asthma, außerdem bei Burn-out und Stress.

Das **Latschenkieferöl** findet Einsatz bei Gicht, Bronchitis, Muskelkater. Es wirkt duchblutungsfördernd, schmerzstillend und außerdem schleimlösend. Bei Erschöpfung und Müdigkeit ist es gut einsetzbar.

Das **Zirbelkieferöl** wird bei Erkältung, Schnupfen, Husten, Sinusitis und Rheuma eingesetzt. Burn-out, Schlafstörungen und Angst reagieren gut auf dieses Öl.

Das Öl der **sibirischen Tanne** hilft bei Bronchitis, Asthma und Bauchkrämpfen, Husten und Erkältung allgemein. Es wirkt angstlösend und entspannend. Bei kalten Füßen ist das „Fußwohl-Öl" wärmend und durchblutungsfördernd. Nachfolgende Rezeptur stammt von Maria M. Kettenring:

20 ml Sesamöl
4 Tropfen Fichtennadel
4 Tropfen Kardamom
... Damit hatte ich viel Erfolg.

Das **Wacholderöl** wirkt entwässernd, antibakteriell und verdauungsfördernd. Bei Cystitis, Ödemen, Harnverhalten, Krampfadern und Lymphstau hilft es. Es wirkt anregend und aktivierend.

Das **Atlaszedernöl** wirkt juckreizstillend, antiallergisch, wundheilend und entzündungshemmend. Es wird bei Pruritus, Heuschnupfen, Haarausfall und Tendinitis eingesetzt. Angst, Nervosität und depressive Verstimmung werden gebessert. Ich habe es häufig bei restless legs eingesetzt. Eine Rezeptur, dem Buch von Anusati Thumm und Maria M. Kettenring entnommen, kam immer mal wieder in meiner Praxis zum Einsatz. Der Erfolg blieb nie aus.

100 ml Jojobaöl
7 Tropfen Atlaszeder
3 Tropfen Melisse 100 %
7 Tropfen Lavendel fein
13 Tropfen Bergamott
Die Beine abends einreiben.

Himalayazedernöl – die Wirkung ist antiallergisch, entzündungshemmend, lymphentstauend. Dieses Öl hilft bei Allergien, Hautausschlägen, Arteriosklerose und Stress, sowie Burn-out.

Zypressenöl – die Wirkung ist entstauend, desinfizierend, schweißhemmend, adstringierend und blutstillend. Es wird bei Krampfadern, Bindegewebsschwäche, Hämorrhoiden, allergischem Schnupfen, Hyperhidrose und Cellulitis eingesetzt. Stimmungsschwankungen und Konzentrationsschwäche erfordern dieses Öl.

Einschlafhilfe:

50 ml Aprikosenöl
2 Tropfen Zypresse
5 Tropfen Muskatellersalbei
1 Tropfen Lavendel fein
Schulter und Nackenbereich leicht einmassieren. Rezeptur von Maria M. Kettenring.

Lymphdrainageöl:

50 ml Sesamöl
12 Tropfen Zypresse
5 Tropfen Wacholder
1 Tropfen Immortelle
Diese Mischung wirkt entstauend, entwässernd und entgiftend. 2x

pro Tag im Lymphgebiet einreiben. Rezeptur von Maria M. Kettenring.

Dass das sogenannte **Waldbaden** auf die Psyche und auf das Immunsystem wirkt ist seit 1982 bekannt. Nicht nur der Stress wird abgebaut und die Stimmung angehoben, sondern der Herz-Kreislauf wird nachhaltig gestärkt, die Zahl der Lymphozyten steigt.

Wunden heilen besser, Gallensteine können sich auflösen, Allergien werden seltener, ebenso Asthmaanfälle. Auch orthopädische Fälle profitieren vom Waldbaden.

Außerdem kann ich mich an zwei Patienten mit chronischer Cystitis erinnern, welche durch die Mithilfe der Waldluft ausgeheilt sind. Beide Patientinnen blicken auf einen Zeitraum von über 8 Jahren Rezidivfreiheit zurück. Das Waldbaden und die Einzelmittelhomöopathie wurden eingesetzt. Dies ist eine gute Kombination.

Eine chronische Blasenentzündung kann man ausschließlich durch Aktivierung der Selbstheilung zum Verschwinden bringen. Dies ist auch in der Einzelmittelhomöopathie eine langwierige und sehr schwierige Aufgabe.

In Japan gibt es über 50 Waldtherapiezentren. Die Erfolge sind verblüffend.

Aus der Praxis für die Praxis

Hilfe bei Depression?

„Wir laufen viel, fast jedes Wochenende. Sollten wir die Wanderwege jetzt so wählen, dass wir uns viel im Nadelwald aufhalten? Meine Mutter litt an **Depressionen**, sie wurde vor einigen Monaten aus der Klinik entlassen. Hilft der Nadelwald auch bei dieser Krankheit?"

Ja, es ist erwiesen, dass das Wandern – speziell im Nadelwald – die Depressionen zum Verschwinden bringt. Die Patienten brauchen anfangs nur noch die Hälfte ihrer Arznei, später können die Antidepressiva gänzlich abgesetzt werden.

Schlafstörungen

„**Schlafstörungen** – davon kann ich ein Lied singen. Ich schlucke Baldrian und manchmal auch chemische Mittel, aber damit bin ich vorsichtig. Ich bin 73 Jahre alt. Eigentlich bin ich noch fit. Meine Gelenke sind in Ordnung. Ich könnte ohne Problem einige Kilometer wandern. Etwa acht Kilometer mit dem Auto und wir sind im Wald. Soll ich es mal versuchen? Meine Cousine hat auch Beruhigungsmittel genommen, jetzt konnte sie alles absetzen. Sie wandert fast jeden Sonntag und manchmal auch in der Woche noch ein- bis zweimal. Sie schwärmt vom Wald."

Ja, ich hoffe, Sie schwärmen auch bald vom Doktor Wald. Laufen Sie so viel Sie können. Laufen ist eine nebenwirkungsfreie kostenlose Medizin, welche die Selbstheilungskräfte mobilisiert. Es geht Ihnen bald besser! Versuchen Sie es. Viel Spaß!

Diabetes Typ II

„Ich bin Diabetiker Typ II und von Beruf Bäcker. Mein **Blutzucker** dreht jeden Sonntag durch. Ich habe frei und ruhe mich endlich mal aus, aber da geht mein Blutzucker auf 380–400 mg/dl hoch ohne jeden Grund. Was kann ich dagegen tun? Was ein armes Leben, die ganze Woche Stress, dann, wenn ich einmal ausschlafen könnte, darf ich nichts essen, nur mehr spritzen. Und montags, wenn der Stress um drei Uhr morgens wieder losgeht, klappt's auch mit dem Zucker. Gibt es Hilfe?"

Versuchen Sie, sonntags an der frischen Luft, möglichst im Nadelwald, zu wandern. Steigern Sie auf 20–25 km und nehmen Sie die

Arznei Iris versicolor D6 3x pro Tag je 1 Tablette, 6 Wochen lang. Nehmen Sie beim Laufen Ihre Blutzucker-Notfall-Arznei mit.

Die Arznei Iris versicolor hat in ihrem Arneimittelbild die Ruheverschlechterung und Besserung bei Bewegung. Ich habe damit schon einigen Patienten geholfen, auch wenn z. B. die Migräne nur sonntags auftrat. Und die Bewegung an der frischen Luft gehört natürlich dazu.

Abschalten

„Ich bin 60 Jahre alt, männlich. Mein Problem ist: ich kann nicht **loslassen**, nehme alles sehr ernst und wenn es Probleme gibt, klebe ich an der einen Sache tagelang und länger. Gibt es einen Tipp, wie ich loslassen kann? Ich bitte um Hilfe. Ich stehe mir selbst im Weg. Danke!"

Laufen, laufen und nochmal laufen hilft Ihnen auf jeden Fall, loszulassen und herunterzukommen, am besten natürlich im Nadelwald. Dort sind die meisten ätherischen Öle, welche Sie beruhigen und Ihnen dadurch helfen.

Erfahrungsbericht

„Ich bin 58 Jahre alt, weiblich. Ich habe ein hartes Leben hinter mir, mein Mann ist drogenabhängig und seit Jahren ohne Wohnsitz. Ich musste für meinen Sohn und mich allein sorgen. Der Sohn ist jetzt 29 Jahre alt und steht auf eigenen Beinen. Aber ich bin depressiv, mal mehr, mal weniger. Eine endogene Depression liegt nicht vor. Vor drei Jahren war ich zur Kur. Damals ging es mir nicht gut. Ich dachte, ich bekäme jetzt die richtige Arznei, damit meine Stimmung sich mal wieder aufhellt, aber die Arznei hieß: Raus in den Wald! Das Sanatorium liegt direkt am Waldrand. Ich musste mich ganz gewaltig umstellen. Es fiel mir anfangs sehr schwer. Zur Nacht bekam ich Baldrian, und die Arznei, die ich mitgebracht hatte, nahmen mir die Ärzte weg. Ich wollte es nicht glauben, aber tatsächlich geht's mir jetzt besser als zuvor. Am Wochenende gehe ich mit meiner Freundin in den Wald, oft in den Nadelwald, damit ich nicht nochmals in eine Kur gehen muss, um meine Depression los zu werden. Und meine Rückenschmerzen sind auch viel besser."

Verweilen im Nadelwald

„Ich würde sehr gerne im Nadelwald laufen. Ich bin 85 Jahre alt und meine Gelenke machen nicht mehr mit. Mein Mann hat mir vorgeschlagen, mit dem Auto auf einen nahe gelegenen Parkplatz im Nadelwald zu fahren, beide Autotüren zu öffnen und dort einige Stunden zu verweilen. Bringt das auch was? Zuhause sitze ich ja auch die meiste Zeit."

Selbstverständlich bringt das auch was. Tun Sie das!

Rückenschmerzen

„Rückenschmerzen plagen mich. Ich bin 65 Jahre alt, weiblich. Eine Diagnose gibt es nicht, die Schmerzen seien psychogen. Ich habe viel Kummer mit meinen Töchtern. Gibt es außer Medikamenten Hilfe?"

Aber ja, der Doktor Wald hilft Ihnen. Gehen sie so oft Sie können in den Wald laufen, am besten in den Nadelwald, wo die ätherischen Öle für Wohlbefinden sorgen. Laufen Sie täglich 1–1½ Stunden. Sie werden beschwerdefrei.

5 Wandern zur Förderung der Purgation

Die Ableitung auf den Darm ist die Basistherapie bei vielen Erkrankungen. Aschner weist auf die schlimmen Folgen chronischer Obstipation mit größtem Nachdruck hin. Chronische Verstopfung ist oft die Ursache von Bluthochdruck, Migräne, klimakterische Beschwerden, Gallensteinerkrankungen und Leberentzündung. Wenn Überreste der Nahrung stets 3–4 Tage im Dickdarm verweilen, besteht auch ein größeres Risiko, an Krebs zu erkranken. Dünndarmkrebs ist sehr selten. Die Gefahr, an Dickdarmkrebs zu erkranken, ist dagegen sehr viel größer. Der rasche Durchlauf der Nahrung durch den 3 bis 5 Meter langen Dünndarm könnte dabei ausschlaggebend sein. Im viel kürzeren Dickdarm verweilen die Reste der Nahrung dagegen sehr viel länger. Ein rascher Transport der Nahrungsreste im Dickdarm und damit verbunden das zügige Abführen des Darminhalts muss erzielt werden. Das Purgieren, die Ableitung auf den Darm, ist heute genauso wichtig wie früher.

Krankheiten wie Infektionen, Kopfschmerzen, Migräne, Fieber und sämtliche Schmerzzustände werden durch das Abführen enorm gebessert. Das entspringt meiner über 50-jährigen Praxiserfahrung.

Folgende Lebensmittel sind zur Unterstützung geeignet: Vollkornbrot, Rohgetreide, Salate, Naturreis, Gemüse, Leinsamen, Sauerkraut- und -saft usw.

Aus der Praxis für die Praxis

Colon-Hydro-Therapie – Darmspülungen

„Colon-Hydro-Therapie – Darmspülungen – sind heutzutage sehr beliebt. Soll ich diese Behandlung mal ausprobieren? In meinem Freundeskreis wird mir das immer wieder empfohlen. – ‚Man fühlt sich danach so wohl, entschlackt, ist viel vitaler', so höre ich meine Freunde immer wieder sprechen. –"

Ja, dagegen ist prinzipiell nichts einzuwenden, aber das Laufen, das Wandern sind die besten Fußreflexzonenmassagen, und die Bewegung überhaupt ist vorzuziehen, sie entschlackt und entsäuert genauso.

Ausleitung über den Darm – Purgation

„Ich habe gehört: – Die Ausleitung über den Darm, die „Purgation", ist die beste Entsäuerung –. Stimmt das?"

Die Purgation saniert die Darmflora. Sauermilch, Kefir, saure Bohnen und anderes eingesäuertes Gemüse sowie Sauerkraut bzw. Sauerkrautsaft helfen dabei.

Insektenstich

„Ich war im Urlaub in der Türkei. Ich wurde von einem **Insekt** gestochen. Hohes Fieber und rasende Kopfschmerzen waren die Folge. Schmerzmittel brachten keine Linderung. Einige wenige Tage glaubte ich an keinerlei Hilfe mehr. Die Ärzte ließen mich im Krankenhaus zur Beobachtung liegen. Plötzlich setzte ein nicht herbeigeführter Durchfall ein und von da an ließen die Kopfschmerzen nach. Das Fieber war schon etwas besser zu diesem Zeitpunkt. Ich erholte mich langsam. Der

Durchfall war meine Rettung. Haben Sie Ähnliches schon mal erfahren?"

Ja, immer wieder bringt das Abführen Hilfe. Bei Kindern machen Kernseifenzäpfchen die Beschwerden weg, das Fieber, das Unwohlsein, die Schmerzen, die Appetitlosigkeit usw. Letztens schrieb mir eine Frau, mittlerweile Oma, „ich habe meine Kinder mit Kernseifenzäpfchen groß gezogen." Sie war ganz stolz darauf. Bei Erwachsenen bringt der Einlauf oftmals große Hilfe. Die Entsäuerung und Entgiftung kommen in Gang.

Kernseifenzäpfchen

„Ich weiß nicht, wen ich fragen soll, wie das mit den **Kernseifenzäpfchen** und auch mit dem Einlauf geht! Ich höre von so viel tollen Erfolgen von Müttern, welche ihre Kinder auf natürliche Art und Weise groß ziehen. Ich bitte um Unterricht! Danke!"

So geht's:

Schneiden Sie von der **Kernseife** ein Stück ab, bringen Sie es in die Form eines **Suppositoriums**, die Kanten sollen entfernt werden, und tauchen Sie es in Creme bzw. Salbe (Rescue Remedy Salbe oder eine andere neutrale Salbe). Dann führen Sie es tief in den After ein. Nach etwa 10 bis 20 Minuten folgt die Stuhlentleerung.

bei älteren Kindern oder Erwachsenen macht man besser **Einläufe**:

Sie füllen ein Gummiklistier mit hauchdünnem Kamillentee, 3 Tropfen Rescue Remedy und 1 Prise Salz. Führen Sie es tief in den After ein und entleeren Sie es kräftig. Das kann 3x täglich wiederholt werden.

Kernseifenzäpfchen bei hohem Fieber

„Ich bin etwas verunsichert. Ich möchte das Fieber bei meinen Kindern gerne mit Kernseifenzäpfchen behandeln, aber wie lange darf das Fieber hoch (ca. 40 °) sein? Wann muss ich einen Arzt hinzu ziehen?"

Das Fieber muss spätestens am 3. Tag fallen und Wohlbefinden muss einsetzen, ansonsten müssen Sie vom Arzt die Ursache abklären lassen, ob ein Virus dahinter steckt oder ob Bakterien das Fieber auslösen. Und die Kernseifenzäpfchen sollten Sie weiterhin zur Anwendung bringen wegen der Entgiftung.

Kernseifenzäpfchen zusätzlich zu Antibiotika

„Ich habe mit Kernseifenzäpfchen noch nie gearbeitet. Kann ich zum Antibiotikum zusätzlich auch diese Zäpfchen zur Anwendung bringen? Wie oft soll ich die Prozedur meiner 2-jährigen Tochter zumuten?"

Das dürfte eigentlich keine Prozedur sein, Sie müssen beim Zäpfchen die Kanten gut abschneiden und in Form bringen. Das Zäpfchen tauchen Sie tief in die Salbe ein, damit es bei der Anwendung nicht weh tut, und führen es tief ein. In den ersten Tagen sollten Sie 2–3x am Tag ein Suppositorium einführen, später 1x oder nach Bedarf.

Einlauf

„Ich wollte mir ab jetzt immer mal einen Einlauf machen. Ich habe das schon mal ausprobiert und das hat mir gut getan. Meine Frage: Setze ich damit auch die Entsäuerung in Gang?"

Aber ja, der Säure-Base-Haushalt kommt ins Gleichgewicht, das ist enorm wichtig. Und trinken Sie morgens nüchtern den Saft von zwei Zitronen. Das ist so einfach und hilft Ihnen bei der Regulierung des Säure-Base-Haushalts.

6 Ausgeglichener Säure-Base-Haushalt durchs Wandern

Ausdauertraining, anstrengende Bewegung in der frischen Luft entgiftet den Körper und wirkt jeder Entzündungsbereitschaft entgegen. Die Säurestarre wird auf diese Weise gelöst, Schmerzen lassen nach, da die Säure „die Mutter des Schmerzes ist" (Johann Abele). Bewegung in der frischen Luft wirkt stark durchblutungsfördernd, die Lymphe wird durchgewalkt. Überschüsse wie Tiereiweiß werden abgebaut. Die Harnsäure und die Blutfette werden gesenkt. Folglich wird das Gewebe besser mit Sauerstoff versorgt.

Durch Muskelarbeit in frischer Luft wird eine Entgiftung über die Ausscheidungsorgane erzielt, das aktive Schwitzen ist ein wesentlicher Aspekt hierbei. Durch die Ausscheidung der Schlackenstoffe über die Haut entsäuert der Körper, der Blutstrom und die Lymphe kommen besser in Fluss. Wo die Körpersäfte fließen, gibt es keinen Stau, keine Entzündung, keine Eindickung von Blut bzw. Lymphe und somit keine Gefäßverstopfung. Die meisten Krankheiten gehen mit einer Übersäuerung einher, dieser wirkt das aktive Schwitzen entgegen, welches bei anstrengender Bewegung in frischer Luft stets entsteht. Die Ausscheidung von Stoffwechselsäuren lässt unseren Urin dann wieder basisch werden, was unbedingt erstrebenswert ist. Der Dyskrasie, der fehlerhaften Zusammensetzung der Körpersäfte, wirkt der Sport in frischer Luft entgegen, somit hilft dieser, viele chronische Krankheiten zu verhüten. Die körperliche Betätigung in frischer Luft wirkt zudem der Stase, der Stagnation des Bewegungsapparates entgegen, sogar die Tätigkeit des Darmes wird angeregt, Blut und Lymphe fließen besser, der Nährstofftransport im Körper wird ebenso angekurbelt. Somit wirkt der Sport in frischer Luft auch dem vorzeitigen Altern entgegen.

Wandern, Bergwandern, Nordic Walking, Skilanglauf und Schneewandern habe ich meinen Patienten immer dringend empfohlen, um den chronischen Krankheiten entgegen zu wirken. Die Selbstheilungskräfte können sich so prima entfalten, denn ohne die Selbstheilung geht nichts.

Regulation des Säure-Base-Haushalts

Das Säure-Base-Gleichgewicht steht im Vordergrund. Blut und Urin haben den gleichen pH-Wert, das Gewebe reagiert gegensätzlich. Wenn das Blut mit seinem pH-Wert leicht im alkalischen Bereich liegt, handelt es sich beim Gewebe bereits um eine massive Übersäuerung. Akute, aber auch chronische Erkrankungen werden stets von einer mesenchymalen Azidose begleitet. Der Blut-pH-Wert ist im alkalischen Bereich erhöht. Daraus entwickelt sich eine niedrigere Abwehrfähigkeit. Auf dem Boden eines entgleisten Stoffwechsels entwickeln sich akute sowie chronische Erkrankungen. Mit einer Ernährungsumstellung erreicht man einen ausgeglichenen Säure-Base-Haushalt. Wenn der Säure-Base-Haushalt ausgeglichen ist, können die Selbstheilungskräfte wirken.

Es gibt allerdings auch gute Präparate z. B. der Firma sanum, welche unterstützend wirken und nur anfangs Einsatz finden sollten. Es handelt sich um die Basenmischung alkala-"N", welche im Magen-Darm-Trakt Sodbrennen und Blähungen beseitigt, weiterhin Citrokehl, welches der Alkalisierung des Blutes entgegengewirkt. Bei Citrokehl handelt es sich um Acidum citricum (Zitronensäure) in der Potenz D10, D30, D200.

Wenn die Säure-Base-Regulierung nicht mehr intakt ist, wenn der Organismus an chronischer Übersäuerung leidet, können sich Krankheiten entwickeln wie z. B. Kopfschmerzen, rheumatische Erkrankungen wie Osteoporose, Arthrose, außerdem Schlafstörungen, depressive

Verstimmung, Allergien, Ekzeme, Sodbrennen und ein Reizdarm sowie Bluthochdruck. Bewegungsmangel wirkt sich ungünstig auf den Säure-Base-Haushalt aus, Bewegung wirkt der Säurestarre entgegen, und ebenso die richtige Ernährung.

Milieusanierung durch Ernährungsumstellung

Das erste und bedeutendste Prinzip ist die Rückkehr zur naturbelassenen Nahrung. Professor Kollath drückt es so aus: *Lasst unsere Nahrung so natürlich wie möglich.*

Das Getreide, wenn es nicht denaturiert ist, ist ein wichtiger Vitamin-B-Träger. Deshalb streichen Sie Getreide in **denaturierter** Form, z. B. als Weißmehl, und benutzen Sie ab jetzt Vollkornmehl.

Verzichten Sie auch auf Zucker (weißer Zucker, brauner Zucker, Ur-Süße, Traubenzucker, Fruchtzucker ....). Kaufen Sie sich eine Getreidemühle und mahlen Sie das Getreide kurz vor dem Verzehr durch. Wenn Sie Brot kaufen, dann verlangen Sie stets Vollkornbrot. Die tägliche Ernährung sollte mindestens 50 % Rohkost enthalten. Essen Sie jeden Tag 3 EL Rohgetreide in Form von Frischkornbrei oder gekeimten Körnern als Zugabe z. B. im Salat.

Empfehlenswerte Rezepte

Das Kernstück der vitalstoffreichen Vollwertkost ist der **Frischkornbrei**:

3 EL Fünf-Korn-Mischung grob schroten, 6 EL Wasser dazugeben, mindestens 5 Stunden quellen lassen, 1 Apfel (gerieben), Obst nach Wahl, unbedingt etwas Sahne und 5 Nüsse zusetzen.

Weitere Rezepte:

1. Bio-Körner:
   3 EL Bio-Körner über Nacht einweichen, dann in ein Sieb schütten, mit frischem Wasser abspülen und abtropfen lassen. Danach 2 Tage im Sieb lassen und zweimal täglich mit Wasser überbrausen; am 3. Tag werden Sie Keimlinge entdecken. Diese können Sie in Suppen, Soßen, Joghurt usw. essen.
2. Frisch gequetschter Hafer (Nackthafer aus dem Bioladen oder Reformhaus):
   Wenn Sie eine Abwechslung wünschen oder es einmal schnell gehen soll, können Sie mit einer „Quetsch-Maschine" (eventuell auf Bestellung im Bioladen oder Reformhaus erhältlich) rohen Nackthafer (er ist spelzenfrei) pressen und sofort nach Zubereitung mit Zutaten wie z. B. beim Frischkornbrei verzehren. Diese Haferzubereitung ist wesentlich gesünder und schmackhafter als die Haferflocken, die man fertig kaufen kann. (Achtung es gibt verschiedene Ausführungen der Maschine, wobei die einfachste und billigste Ausführung speziell für den Nackthafer völlig genügt.)
3. Zur Rohkost gehört unbedingt der tägliche große Salatteller:
   Aus 5 verschiedenen Anteilen bestehend, nämlich stets zwei Wurzelsalaten, zwei über der Erde wachsenden und einem Blattsalat, mit Obstessig und Keimöl – letzteres darf keinesfalls fehlen – zubereitet. Achten Sie darauf, dass Sie täglich einen Apfel essen, möglichst mit Schale und Kerngehäuse. Säfte sind kein Ersatz für ganze Früchte.

- Verwenden Sie naturbelassene Fette wie Sahne, Butter und kaltgepresste Öle.
- Essen Sie Frischkost stets vor gekochter Kost.
- Meiden Sie Produkte aus Auszugsmehl, wie weiße Nudeln, Weißbrot, Brötchen, Kuchen etc.
- Essen Sie anstelle von weißem Reis Vollkornreis.

Aus der Praxis für die Praxis

Sehr gute Erfahrungen habe ich mit der Jupiter-Geitreidemühle gemacht, weil die Mühle mit einem Salataufsatz kombinierbar ist und in verschiedenen Größen auf dem Markt günstig zu erhalten ist, und zwar in allen Bioläden und in der Ernährungsklinik in Lahnstein (📞 02621 917010).

Kuchenmischungen ohne Tierprodukte erhalten Sie in Bioläden und unter der 📞 05803 98730. Es gibt ein vielseitiges Angebot: Schokokuchen, Käsekuchen (aus Tofu und Soja), Dinkel-Schoko für Muffins, Streuselkuchen, Nusskuchen, Zitronenkuchen, Dinkel-Sandkuchen.

Eine große Auswahl an kalt geschlagenen Ölen erhalten Sie in jedem Bioladen und von der Ölmühle Solling (📞 05531 120557).

Ihre ersten Erfahrungen mit veganen Brotaufstrichen, Soßen, Suppen usw. können Sie beim Leben-Gesund-Verlag sammeln 📞 0800 1224000) `https://www.lebegesund.de/` oder auch in jedem Bioladen.

Eiweißproblem

Produkte tierischen Ursprungs wie Fleisch, Wurst, Käse, Eier, Fisch, Milch, Quark, Joghurt sollten Sie weitgehend meiden. Eine Zusammenstellung sind in Tabelle 6.1 S. 95 zu finden.

Kuhmilch bedingt Calcium-Schübe, ist für Schwangere nicht günstig, denn zu große Kinder bereiten bei der Geburt unnötige Schmerzen. Kuhmilch führt auch zu einer Schwächung des Immunsystems, sodass als Folge Heuschnupfen, Allergien und eine Schwächung der Schleimhäute und somit Verschleimung auftreten. Ferner treten auf: Otitis media, Angina tonsillaris, Bronchitis, Verklebung des Blutes (im Dunkelfeld als Geldrollenbildung sichtbar), Schädigung der Darmflora, Belastung der Atemwege und Lunge. Schmerzhafte Arthritis ist Folge von Kuhmilchgenuss.

Quark: Inhalte wandern in die Herzkranzgefäße und lagern sich in den Gelenken ein.

Camembert schädigt Pankreas, Leber, Galle (vor allem wenn er auch noch überbacken wird).

Hartkäse wirkt ungünstig auf Prostata und Unterleib.

Geflügel – vor allem Hühner- und Putenbrust – ist für den Verzehr besser geeignet als alles andere Fleisch.

Eier sollte man möglichst gar keine essen, sie bilden Gärgase, führen zu einer Verklebung der Eierstöcke und Eileiter und zu Menstruationsproblemen.

Muscheln sind stark mit Kadmium und sonstigen Schadstoffen belastet.

Garnelen führen eine Harnsäurebelastung bzw. Gichtanfälle herbei; die aus Zuchten und Nährbecken stammenden sind stark mit Antibiotika belastet.

Krabben werden mit indiskutablen Methoden gefangen: Durch Absaugung des Meeresbodens wird dieser bleibend geschädigt.

Tierprodukte sind stark eiweißhaltig, schwer verdaulich. So viel Eiweiß kann unser Körper nicht verwenden oder ausscheiden, diese Produkte bringen uns um. Durch Eiweißüberschüsse entstehen **Eiweißspeicherkrankheiten** wie Bluthochdruck, Rheuma, Gicht, Bluteindickung, Tinnitus, Hörsturz, Arteriosklerose, Schlaganfall, Herzinfarkt, Parodontose, Fettstoffwechselstörung, Cholesterinerhöhung durch die vielen gesättigten Fettsäuren und nicht zuletzt Allergien, Hautkrankheiten, Autoimmunkrankheiten und die Zuckerkrankheit des Erwachsenen.

Nierensteine entstehen durch eine stark eiweißhaltige Nahrung, die Harnsäure und vor allem der Calciumspiegel steigen an.

Tierprodukte tragen zur Krebserkrankung wesentlich bei und zwar durch den hohen Fettanteil, den hohen Cholesterinanteil.

Das in vielen Käsesorten vorkommende Eiweiß ist oft für die Migräne verantwortlich. Viele fragen sich, woher sie dann ihr Calcium bekommen sollen. Die Antwort lautet: aus dem **Rohgetreide** und der Rohkost überhaupt.

Tabelle 6.1: Eiweißarten

tierisch	pflanzlich
Schweinefleisch	Linsen
Rindfleisch	Erbsen
Kalbfleisch	Bohnen
Ziegenprodukte	Sojabohnen:
Wild	- rot (Azuki)
Geflügel	- grün (Mungbohnen)
Roter Fisch (Lachs)	- schwarz (Mungbohnen)
Weißer Fisch	- gelb (in Tofu, Sojamilch)
Meeresfrüchte	Nüsse
Kuhmilch (-produkte)	Samen
Ziegenmilch (-produkte)	Gemüse
Schafsmilch (-produkte)	Getreide
Ei	

Zur Praxis

Legen Sie zweimal pro Jahr im Frühjahr und Herbst einen Fastenmonat fest, in dem Sie kein Tiereiweiß zu sich nehmen und essen Sie sonst das ganze Jahr über an einem Tag in der Woche keinerlei Tiereiweiß und an den übrigen Tagen nur bei einer Mahlzeit am Tag, allerdings niemals Säugetierfleisch, Kuhmilchprodukte oder Hühnereiprodukte, statt dessen etwas Geflügel, Ziegen- oder Schafskäse, und statt Ei verwenden Sie Eiersatz von der Firma Hammer aus dem Reformhaus.

Kleines Ölbrevier:

Alle **nativen Pflanzenöle** werden nach dem kalten Pressen nur filtriert, nicht des-odoriert. Deshalb bleiben **Vitamine, essentielle Fettsäuren** und Enzyme weitgehend erhalten.

Nun zu den einzelnen Ölen:

Leinöl (Linum usitatissimum): Es ist reich an dreifach ungesättigten Fettsäuren, an Alpha-Linolen-Säuren, bevorzugt geeignet zu Cholesterin reduzierender Diät. Der Geschmack ist leicht bitter, die Haltbarkeit kurz (4–6 Wochen). Nicht erhitzen!

Sonnenblumenöl (Helianthus annuus): Es ist reich an zweifach ungesättigten Fettsäuren, 6–9 Monate haltbar. Es ist sehr geeignet zum Ölkauen, Dünsten und für Rohkost, allerdings nicht zum Braten.

Hanföl (Cannabis sativa): Es ist reich an zweifach ungesättigten Fettsäuren enthält bis zu 2 % Gamma-Linolensäure und ist, wenn lichtgeschützt bis zu 9 Monaten haltbar. Nicht erhitzen, sondern nur für Rohkost verwenden; nussiger Geschmack, heuartiger Geruch.

Rapsöl (Brassica napus): Es ist reich an einfach ungesättigten Fettsäuren, sein Geschmack nussig, lichtgeschützt ist es bis zu 1 Jahr haltbar. Geeignet für Dressings und zum Braten, auch für Mayonnaise und Marinade.

Distelöl (Carthamus tinctorius): milder, neutraler Geschmack, hoher Gehalt an mehrfach ungesättigten Fettsäuren, bis 9 Monate haltbar. Es ist in der Diätküche gut einzusetzen, hilfreich bei Stoffwechselerkrankungen. In der kalten Küche verwenden, eventuell zum Dünsten, nicht zum Braten.

Olivenöl: reich an einfach ungesättigten Fettsäuren, in der Diätküche gut einsetzbar (bei Fettstoffwechselstörungen). Lange Haltbarkeit (bis zwei Jahre). Nur für Rohkostsalate, nicht erhitzen.

Erdnussöl: reich an einfach ungesättigten Fettsäuren, nur hoch-vorerhitzt gut zum Braten und Dünsten geeignet.

Weizenkeimöl: Nahrungsergänzung, sehr reich an Vitamin E, ein Teelöffel am Tag ist empfehlenswert (enthält 12,5 mg Vitamin E).

Essēner-Brot

Ein wunderbares Brot, das nicht säuert, ist das Essēner-Brot.

Das lebendige Vollkornbrot, gebacken nach einem Rezept der Essēner (Essäer):

Alle Bestandteile aus kontrolliert biologischem Anbei: Weizen, Roggen, Hafer, Dinkel, Hirse, Leinsaat, Sesam, Sonnenblumenkerne, Honig und Meersalz. 60 % des Getreides (Weizen 100 %) und der Zutaten werden belebt, d. h. in levitiertem Wasser zum Quellen gebracht. Nach ca. 12 Stunden, bevor der Keim sich zeigt, wird das Quellgut mit einer Flockenwalze gequetscht. Vom runden Korn soll der Keimling nur angeregt werden, dadurch enthält er mehr Vitamine und Enzyme. Das Essener-Brot wird mit Sauerteig und sehr wenig (ca. 1 Gramm) Hefeteig zubereitet. Ein Teil des Mahlgutes wird bei warmer Temperatur nur kurze Zeit angesäuert. Dadurch bildet sich dann überwiegend rechtsdrehende Milchsäure und keine Essigsäure. Das ist der Grund für den milden, gar nicht sauer ausgeprägten Geschmack dieses wunderbaren Brotes.

Vertrieb und Versand von Brot und Spezialitäten mit levitiertem Wasser, Yogi und Ayurvedischen Tees von Golden Temple, Strohmatratzen, Fachliteratur u.v.m.:

Horst Kroeger
Unterkatzbach 3
D-83561 Ramerberg

☎ (08039) 408770, Fax 408771
Mobil: (0172) 9096474

`www.essener-brot.com`

Sollte das Brot bei Ihnen nicht zu bekommen sein, lassen Sie es sich zuschicken!

Rezepte – Praxisnah, vegan, schnell, preiswert, wohlschmeckend

- **Nussecken**
  Zutaten für ein kleines Backblech (ca. 24 Stück):
  250 g sehr weiche Margarine, 125 g Rohrzucker, Salz, 125 g gemahlene Haselnüsse, 250 g Dinkelmehl, Backpapier (kein Einfetten des Blechs)

  Zubereitung:

1. Den Backofen auf 180 Grad vorheizen
2. Margarine mit Rohrzucker und einer Prise Salz cremig rühren, dann die Nüsse und das Mehl einrieseln lassen, 10 Minuten kräftig rühren (evtl. Küchenmaschine).
3. Den Kuchenteig etwa fingerdick auf das Backblech streichen und im Backofen (Mitte, Umluft 160 Grad) 15 Minuten goldbraun backen.
4. Noch heiß in kleine Dreiecke schneiden und abkühlen lassen. Tipp: Schneiden Sie den Kuchen gleich, sonst bricht er.

- Varianten:
  Der Teig kann auch als Grundlage für einen Obstkuchen vom Blech dienen – er wird dann saftiger. Geeignet sind Boskop in Streifen, entsteinte Zwetschgen, Cranberries oder Preiselbeeren.
  Für Exotikecken 125 g Tropicmix (aus dem Reformhaus oder einem gut sortierten Supermarkt) mit einem schweren Messer fein hacken und statt der Nüsse unter den Teig mischen. Den Teig wie angegeben verarbeiten.

Vitaminverlust beim Kochprozess nach F. Wilz

Vitamin	**Verlust**
Thiamin	25–40 %
Riboflavin	40–48 %
Biotin	bis 72 %
Panthothensäure	bis 44 %
Folsäure	bis 97 %
Inositol	bis 95 %
C	70–80 %
A	10–30 %
D_2	gering

E .... 50 %

B_{12} .... 45–66 %

Lecithin .... vollständig

Basische (bzw. basenüberschüssige) Lebensmittel

Pellkartoffeln, Gemüse, Obst, Salat, Honig, Frischkost, Vollkornbrot, natursaure Nahrungsmittel wie:

- Weißkäse, Dickmilch, Joghurt, Milch (1/4 l),
- rohes Sauerkraut, saure Gurken und saure Bohnen,
- Zitronen und säuerliches Obst

erhöhen den Basenvorrat.

Diese Nahrungsmittel enthalten organische Säuren, die zu Kohlensäure abgebaut und dann ausgeatmet werden. Zurück bleibt der Basenanteil.

Ganz wichtig: Kastanien (-mehl, -brot).

Von den Milchprodukten bitte nur ganz wenig verwenden.

Blutverdünnend wirken:
Ananas, Ananassaft (von der Firma Eden), Apfel mit Schale, jede Frischkost (Nüsse, Samen, Getreide, Obst, Salate, Wasser), Ginseng, Vitamin B und C Präparate, Knoblauch, Bärlauch, Ginko-Präparate, Aderlässe (Blutspenden, wenn Sie sonst gesund sind), Borratschöl-Kapseln, Schwarzkümmelöl, Noni-Saft.

Das Wichtigste:
täglich 1½ Liter Leitungswasser trinken, vor dem Genuss 20 Minuten köcheln.

Cholesterinsenkend wirken:
Ginseng, Knoblauch, Bärlauch, Artischocken (auch Saft), Noni-Saft, Lebertran, Alen (biologisches Getreide-Algen-Pulver), Kanne-Brottrunk.

Ganz wichtig:
4 Äpfel pro Tag.

Biologische Arzneien

- Vitamin C-Infusionen
- Sämtliche Sauerstofftherapien

Was Sie sonst noch wissen sollten

- Trinken Sie weder Bohnenkaffee noch Schwarztee; es sind Gefäßgifte.
- Legen Sie einen Fasttag pro Woche ein, an dem Sie nichts zu sich nehmen außer **Basesuppe nach Dr. Rau**: Zucchini, Gartenbohnen und Sellerie 20 Min. schonend köcheln, Gemüsereste wegschütten und etwa 5 Tassen Sud pro Tag trinken.
- Tiefkühlkost gehört zur Frischkost, allerdings leidet das Vitamin E am meisten und nach 4 Monaten sind etwa 15 % der Vitalstoffe verloren gegangen, nach einem Jahr etwa 55 %.
- Wenn Sie Ihr Frischgemüse lagern wollen, dann bitte dunkel und kühl. Ein Salat, der drei Tage alt ist, hat 75 % der Vitalstoffe verloren.
- Wärmen Sie nie etwas auf, es muss alles frisch gekocht werden.
- Erhitzen Sie kalt geschlagene Öle nie, verwenden Sie diese bitte nur für Rohkostsalate. Zum Braten verwenden Sie nur Erdnussöl, denn dies ist immer vorerhitzt.
- Essen Sie nur dreimal pro Woche Brot, legen Sie stattdessen eine weitere Gemüsemahlzeit ein.
- Wenn Sie süße Nachspeisen zubereiten wollen, verwenden Sie statt Milch Sahne und Wasser. Bei Milch ist der Eiweißanteil zu hoch.
- Verwenden Sie statt Kochsalz (NaCl) Kräutersalz wegen des erhöhten Krebsrisikos. Kochsalz wirkt schädlich auf die Kapillaren und die Sauerstoffversorgung. Gefäßerkrankungen und Krebs können Folgen vom stark erhöhten Kochsalzgenuss sein.
- Ein großes Übel sind auch die **Transfettsäuren**, „gehärtete" oder „teilweise gehärtete" Fette, welche in Kartoffelchips, Keksen, Croissants, Blätterteig und sonstigem Gebäck vorkommen.

Es handelt sich um Sojaöl, Rapsöl oder Palmöl, welches so behandelt wird, dass es bei Raumtemperatur fest ist. Dadurch wird im Körper jede Entzündung gefördert. Vermeiden Sie sowohl Margarine – wie vorher beschrieben – als auch Produkte, die Transfettsäuren enthalten.

Aus der Praxis für die Praxis

Nordic Walking zur Prävention

„Hilft das Nordic Walking auch gegen hohe Fettwerte, gegen hohe Harnsäure, gegen dickes Blut, für die Beweglichkeit der Gelenke, gegen Osteoporose, für besseren Schlaf und gute Laune? Ich habe beobachtet, dass in meinem Umfeld die Nordic Walker immer mit guter Laune zurückkommen."

Ja, natürlich, Bewegung an der frischen Luft lässt die erhöhten Fett- und Harnsäurewerte purzeln, die Gelenke bleiben beweglich durch die Gelenkschmiere, das Fortschreiten der Osteoporose kann verlangsamt werden, der Schlaf wird auf jeden Fall besser, auch die Depressionen bessern sich. Und damit kehrt die gute Laune zurück. Das hängt mit der Ausscheidung der Endorphine zusammen. Die sind für die gute Laune zuständig.

Durch das Schwitzen und das verstärkte Atmen wird der Säure-Base-Haushalt optimal reguliert, dieses Gleichgewicht ist für den ganzen Organismus notwendig.

Schwimmen

„**Schwimmen** in offenen Seen ist im Sommer mein Hobby, im Spätherbst und im Winter geht's halt in die Halle, reicht diese Bewegung aus?"

Der Nutzen für die Gesundheit ist, was das Schwimmen in offenen Seen betrifft, kaum zu übertreffen. Bei Wirbelsäulenleiden habe ich es meinen Patienten fast immer empfohlen. Wenn es Ihnen möglich ist, laufen Sie so viel, wie Sie können, z. B. mit dem Hund spazieren gehen, wandern usw., und Schwimmen außerdem noch.

Sowohl beim Schwimmen als auch beim Wandern schwitzt man und die verstärkte Atmung entsäuert. Das ist enorm wichtig!

Reiten

„Reiten ist meine Leidenschaft, ich hatte einen schweren Reitunfall. Ich bin jetzt 42 Jahre alt und habe mich gerade erholt. Die Ärzte sagen, ich sei wieder alltagstauglich, 6 Beckenbrüche zwangen mich 4½ Wochen ins Bett, operiert wurde ich nicht. Aber man sagt mir, ich dürfte wieder reiten, wenn ich keine Schmerzen habe. So ist es. Ich kann wieder reiten, aber Springen und Gallopieren klappt nicht mehr. Ich würde sehr gerne wieder im Schritt reiten und mir unbedingt wieder ein Pferd zulegen. Früher bin ich viel gewandert. Das Laufen macht mir auch heute noch viel Spaß. Wozu soll ich mich entscheiden?"

Bitte laufen Sie wieder so viel Sie können und wandern Sie in Ihrer Freizeit wieder. Sie können sich ja ein Pferd zulegen, wenn es unbedingt sein muss, vielleicht sind sie mit einem alten Pferd zufrieden, welches nicht mehr viel Bewegung braucht und das Sie longieren können. Aber das Wandern steht an erster Stelle!

Rennradfahren

„Rennradfahren war immer mein großes Hobby. Jetzt klappt das nicht mehr. Ich bin 70 Jahre alt und meine Schultern machen nicht mehr mit. Ich vertrage auch den Wind nicht mehr. Welche Sportart würden Sie empfehlen? Ich bin ein sportlicher Typ und brauche die Bewegung an der frischen Luft."

Selbstverständlich sollen Sie sich mit dem Wandern anfreunden. Das können Sie noch viele Jahre ausüben und sich an der Natur erfreuen. Wenn möglich wählen Sie Wege aus, welche durch einen Nadelwald führen. Davon profitiert Ihre Gesundheit am meisten. Die ätherischen Öle im Nadelwald unterstützen Ihre Gesundheit immer ganzheitlich, auch die Psyche und das Schwitzen beim Laufen entgiftet und bringt Ihren Säure-Base-Haushalt in Ordnung.

Kraftsport im Fittness-Center

„Meine Freunde wollen mich mit ins Fitness-Center schleppen – Kraftsport, Muskeltraining usw. – die Fenster seien offen, an Sauerstoff würde es nicht fehlen. Soll ich mich dazu überreden lassen?"

Nein!! Entscheiden Sie sich für eine Sportart im Freien, am besten fürs Wandern, vielleicht auch Bergwandern, da schwitzen Sie auch und entgiften immens. Ihr Säure-Base-Haushalt kommt ins Gleichgewicht. Die natürliche Fußreflexzonenmassage ist dabei auch berücksichtigt (siehe Kapitel 2 auf S. 21.

Tanzen

„Was halten sie vom Tanzen? Wirkt sich Tanzen auch auf die Gesundheit positiv aus? Ich möchte mein Hobby später zum Beruf machen!"

Aber ja! Tanzen macht Spaß, Tanzen hilft gegen Stress, entspannt und macht gute Laune. Tanzen schenkt uns Glücksgefühl. Was den Körper betrifft: Die Haltung wird verbessert, Depressionen heilen, man wird beweglicher, die Koordinationsfähigkeit wird verbessert, das Hohlkreuz bekommt Hilfe, ebenso die Atmung, das Immunsystem wird gestärkt, die Herzleistung wird verbessert, ebenso die Durchblutung. Durch das Schwitzen und die verstärkte Atmung kommt der Säure-Base-Haushalt in Ordnung. Durch das Erlernen vieler verschiedener Tanzschritte wird auch das Gehirn trainiert. Eine Rundum-Gesundheitsvorsorge!

Altersdemenz

„Ich habe zwei Verwandte, die an Altersdemenz leiden. Ich habe Angst, dass mir das gleiche Schicksal droht. Haben Sie schon mal gehört, dass Wandern und Sportarten an der frischen Luft helfen können? Ich wandere jedes Wochenende mehrere Stunden."

Tun Sie das! Wandern Sie! Das Wandern fördert die Sauerstoffversorgung im Gehirn und überhaupt in allen Organen. So wie man durch Bewegung an der frischen Luft dem Herzinfarkt, der Arthrose und den Stoffwechselleiden vorbeugen kann, so hilft die Bewegung an der frischen Luft auch der Demenz vorzubeugen. Ihr Säure-Base-Haushalt kommt somit in Ordnung und das ist enorm wichtig, wenn die Demenz verhütet werden soll.

Die Körpersäfte müssen fließen

„Was meinen Sie damit „die **Körpersäfte** müssen fließen"? Ich bin, was Medizin betrifft, ungebildet. Ich bitte um Erklärung. Danke!"

Die Körpersäfte: das Blut, die Lymphe, der Liquor, der Urin und der Gallensaft müssen fließen. Wo Fluß ist, gibt es keine Eindickung, keinen Stau, z. B. keine Gallensteine, keine Embolie, keine Thrombose, keine Nierensteine, keine dicken Beine usw. Die Organe werden besser mit Sauerstoff versorgt, der Säure-Base-Haushalt stimmt, das Blut zirkuliert. Stau bedeutet Eindickung und Verstopfung der Gefäße. Bewegung, Sport an der frischen Luft kann die vorgenannten Erkrankungen verhindern.

Hund zur Bewegungsmotivation

„Meine Tochter rät mir, einen **Hund** zuzulegen, welcher viel **Bewegung** braucht. Mit einem kleinen Schoßhund könnte ich mich anfreunden. Mein Mann ist gestorben, ich bin noch fit, und da meinte meine Tochter, ich solle mir die Mobilität erhalten und sie hofft natürlich, dass ich dadurch nicht mehr so viel über das Alleinsein klage. Welche Hunderasse kommt in Frage?"

Auf jeden Fall ein großer Hund, z. B. ein Schäferhund oder Collie. Mit einem solchen müssen Sie 1½ Stunden am Tag laufen. Und darum geht's, wenn Sie sich fit halten wollen.

Säure-Base-Gehalt messen

„Kann man den **Säure-Base-Gehalt** im Körper messen?"

Ja, natürlich. Sie tauchen einen pH-Indikator-Streifen morgens nüchtern in Ihren Urin und nach dem Frühstück oder im Laufe des Tages ein zweites Mal. Sie bekommen auf diese Weise Auskunft über Ihre Säure-Base-Verhältnisse. Ganz frühmorgens darf Ihr Urin sauer sein, aber danach sollte er zunehmend basischer werden.

Entsäuerung

„Wie kann man die **Entsäuerung** noch **unterstützen**?"

In der Badewanne mit einem **Entsäuerungsbad**:
Heißes Bad 38–40 °; der Patient steigt schon während das Wasser einläuft in die Wanne; nach ca. 10 Minuten wird dem Wasser 1 Messbecher NaH_2CO_3 zugegeben, bis mittels Indikatorpapier pH 8 eingestellt ist. Badezeit 15 Minuten bis 1 Stunde, je nach Kreislaufbelastung.

Nach dem Aussteigen wird der pH-Wert des Badewassers gemessen. An dem niedrigeren pH-Wert ist zu ersehen, wie viel Säure ausgeschieden wurde.

Wenn Sie den pH-Wert nicht messen wollen, dann geben Sie ca. 50 g Natron ins Wasser.

Diese Bäder werden 2x pro Woche gemacht. Bei ganz starker Übersäuerung können diese auch an 3 aufeinander folgenden Tagen angewandt werden.

Einlauf

„Unser Opa macht sich von Zeit zu Zeit **Einläufe**. Das tut ihm so gut, wie er immer sagt. Wahrscheinlich macht er die Einläufe, wenn er ganz falsch gegessen hat. Er sagt, Einläufe entschlacken. Hat das auch etwas mit dem Säure-Base-Haushalt zu tun? Und wie funktioniert das mit den Einlauf?"

Was Ihr Opa sagt ist richtig! Einläufe helfen den Säure-Base-Haushalt zu regulieren, wie auch starkes Schwitzen und Entsäuerungsbäder.

Und so geht's:

Sie füllen ein Gummiklistier mit hauchdünnem Kamillentee, 3 Tropfen Rescue Remedy und

1 Prise Salz. Führen Sie es tief in den After ein und entleeren Sie es kräftig. Das kann 3x täglich wiederholt werden.

Kopfschmerzen

„Meine Tante hat immer Kopfschmerzen, es sei aber keine Migräne. Von Ernährung darf ich nicht sprechen, da winkt sie ab. Sie ist kein Stubenhocker, sie ist viel draußen, Gartenarbeit und Radfahren machen ihr Spaß. Aber alle zwei Wochen etwa liegt sie einen Tag im Dunkeln. Sie spricht dann von **Stressabbau**. Ich weiß nicht! Natürlich hat sie viel Stress. Sie ist Kindergärtnerin und der Lärm macht ihr zu schaffen. Wie kann man ihr helfen? Danke!"

Versuchen Sie es doch mit Laufen, mit dem Wandern. Die natürliche Fußreflexzonenmassage, das Schwitzen und der Sauerstoff helfen, **entsäuern den Körper** und entspannen massiv. Wenn die Tante auf diese Art Hilfe bekommt, dann findet sie mit Ihrer Hilfe auch Zugang

z. B. zum Basenfasten oder Ähnlichem. Laufen, laufen und nochmal laufen entsäuert und hilft sicherlich die Kopfschmerzen zu verlieren. Das ist meine über 50-jährige Erfahrung.

Empfehlenswerte Bewegungsart

„**Welche Bewegungsart** empfehlen Sie? Welche hat den Vorrang?"

Das **einfache Wandern**, bergauf, bergab, wobei Sie schwitzen und entsäuern. Die Fußreflexzonen werden massiert, das Verweilen in der Natur lässt Sie runter kommen, Glücksgefühle kommen auf, da bei längeren Touren Endorphine ausgeschüttet werden.

Entsäuerungsprogramm

„Meine Cousine ist immer entsäuert: Sie sorgt fürs **Schwitzen** einmal am Tag, trinkt morgens den Saft von zwei Zitronen, nüchtern, und macht einmal pro Woche ein Entsäuerungswannenbad. Sie ist ganz froh, dass man das so einfach auf einen Nenner bringen kann. Ist das nachahmenswert?"

Ja! Das Schwitzen muss aber Folge anstrengender Bewegung sein.

Blut-pH-Wert

„Liegt der **Blut-pH-Wert** immer im gleichen Bereich, in dem auch der pH-Wert des Gewebes liegt? Ich habe das ganz vergessen."

Gut, dass Sie fragen. Es ist gerade umgekehrt. Geringste Schwankungen des Blut-pH-Wertes in den alkalischen Bereich haben zum Beispiel eine Übersäuerung des Gewebes zur Folge. Aber Blut-pH-Wert und Urin-pH-Wert liegen im gleichen Bereich.

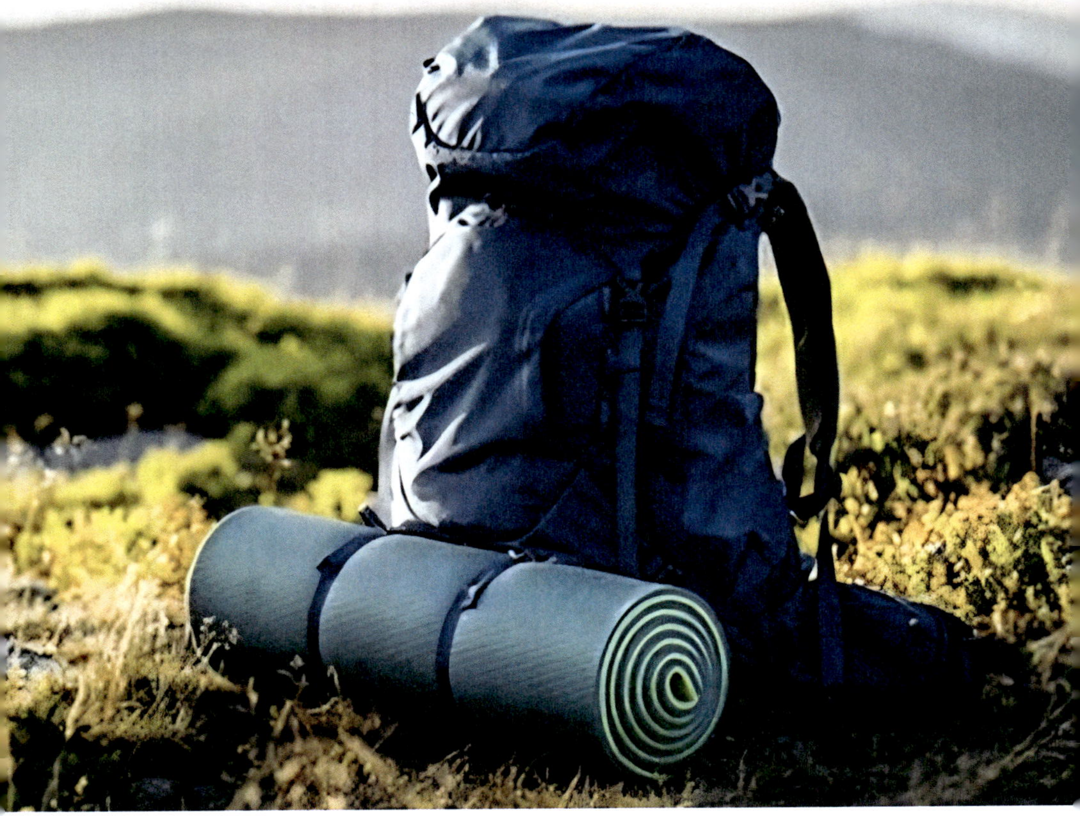

7 Wandern lässt die Körpersäfte wieder fließen

Laufen, laufen, laufen ist eine Methode, die Säurestarre zu lösen, den Körper zu entgiften und vor allem die Körpersäfte wieder fließen zu lassen. Das Schwitzen und die verstärkte Atmung sind ein wesentlicher Faktor dabei: Durch die Ausscheidung der Giftstoffe kommen der Blutstrom und die Lymphe besser in Fluss. Wo die Körpersäfte fließen gibt es keinen Stau, keine Gefäßverstopfung, keine Eindickung und somit keine Entzündung. Das Wandern wirkt der Stase, der Stagnation des Bewegungsapparates entgegen. Die „Purgation“ kommt in Gang. Chronischen Krankheiten wird entgegengewirkt.

Die Bewegung an der frischen Luft wirkt dem vorzeitigen Altern entgegen und vor allem: Die Selbstheilungskräfte werden mobilisiert!

Hämachromatose, Erhöhung des Hämatokrits, Emboliegefahr, Koronarsklerose, Lymphstau, Angina pectoris, Eiweißspeicherkrankheiten, das postthrombotische Syndrom, Gelosen, Ulcus cruris, Lymphödem sind Krankheiten, welche durch Bluteindickung und Stau von Körpersäften entstehen. Wandern hilft, diese Staus zu verhüten. Im Mikroskop bei der Dunkelfelduntersuchung können Sie es sehen, wenn die roten Blutkörperchen in Geldrollenbildung liegen und wabenförmig angeordnet sind, dass eine Übersäuerung vorliegt. Eine Gefäßverstopfung zunächst der kleinen, später auch großen Gefäße droht! Durchblutungsstörungen jeder Art können auftreten.

Und genau da hilft das Wandern. Die Bewegung an der frischen Luft lässt alle Körpersäfte wieder in Fluss bringen. Blut, Lymphe, Urin, Liquor und Gallenflüssigkeit sind davon betroffen.

Aus der Praxis für die Praxis

Sehprobleme

„**Ich sehe nicht mehr so gut**. Der Augenarzt konnte nichts feststellen. Ich bin 57 Jahre alt. Gibt es Hilfe von Ihnen?"

Ja, das Laufen, das Wandern hilft auch hier. Durch das Laufen, Bewegung an der frischen Luft, werden alle Organe besser durchblutet, besser mit Sauerstoff versorgt und, da Sie das Auge vom Gesamtstoffwechsel nicht abkoppeln können, profitiert auch das Auge vom Laufen. Laufen Sie, so viel Sie können, allein, mit einem großen Hund oder mit einer Wandergruppe.

Und geben Sie 2x pro Tag je 1 Tropfen Mucokehl D4 Augentropfen in jedes Auge. Diese Tropfen sind durchblutungsfördernd und verhindern Stau und Augenkrankheiten. Sie werden bald besser sehen. Probieren Sie es aus!

Gallensteine

„Gallensteine ist das Thema in unserer Familie. Ich habe einen **Gallenstein, Völlegefühl, Verstopfung** und manchmal einen Blähbauch. Eine Operation wegen des Gallensteins ist nicht geplant. Gibt es aus der Naturheilkunde Hilfe?"

Ja, dies sind alles Stauungsbeschwerden, was Sie nennen. Wo Fluss ist gibt es keine Eindickung der Körpersäfte. Deshalb rate ich Ihnen, Mucokehl D5 Tropfen über der Gallengegend 2x am Tag einzureiben, etwa 5–10 Minuten lang mit ganz leichtem Druck. Mucokehl lässt alles fließen. Und das **Allerwichtigste**! Beginnen Sie noch heute mit dem Laufen. Laufen Sie mit einem großen Hund, machen Sie Nordic Walking oder gehen Sie am Wochenende wandern. Laufen, laufen, laufen steht auf Ihrem Rezept. Laufen lässt die Körpersäfte fließen, wirkt jedem Stau entgegen.

Rote Blutkörperchen in Geldrollenform

„Meine roten Blutkörperchen liegen in **Geldrollenform**, mein Heilpraktiker beanstandete dies und verabreichte mir eine Spritze. Die hielt zwei Wochen. Nach vier Wochen, bei der Kontrolluntersuchung, waren sie schon wieder verklebt. Er fragte mich, ob ich Herzschmerzen habe. Haben Sie Hilfte für mich? Danke!"

Ja, fangen Sie das Laufen an. Laufen, laufen und nochmals laufen, das hilft auf jeden Fall. Sie brauchen keine Angst zu haben, dass Sie einen Herzinfarkt bekommen. Das Laufen bringt vermehrt Sauerstoff ins Blut, das Blut zirkuliert dann wieder, das ist das A und O. Fluss statt Stau ist wichtig. Und nehmen Sie einmal am Tag 5 Tropfen Mucokehl D5, morgens, über Wochen. Dann lohnt sich die Kontrolluntersuchung.

Lymphstau

„Ich leide unter **Lymphstau, dicken Beinen**, wenn die warme Jahreszeit angekommen ist. Gar nichts hilft. Wissen Sie etwas? Ich komme nicht weiter. Danke!"

Laufen, laufen, laufen, täglich eine Stunde oder am Wochenende z. B. 2x je 3 Stunden und dafür werktags nur ½ Stunde, das ist das Minimum. Das hilft ganz sicher. Und Sie sollten die Beine mit Mucokehl D3 Salbe oder Mucokehl D5 Tropfen einreiben, nicht mehr als ca. 10 Tropfen pro Bein.

Nierenstau

„**Nierenstau**, das ist manchmal ganz schlimm, vor allem, wenn wir an der Nordsee sind. Ich kann kein Wasser lassen und zu Hause muss ich auch immer zwischendurch Ananas, Spargel,

Kartoffeln und Erdbeeren essen, damit das Wasser geht. Was kann ich noch tun?"

Das Erste ist Laufen, das Zweite ist Laufen, das Dritte ist Laufen und das Wasser läuft dann auch. Zusätzlich reiben Sie die Nierengegend beidseitig mit Mucokehl D5 Tropfen leicht ein, 1–2x pro Tag über jeder Niere ca. 5 Tropfen, mit ganz leichtem Druck. Probieren Sie es aus!

Dickes Blut

„Ich soll wegen meinem **dicken Blut** (erhöhter Hämatokritwert) laufen und nochmal laufen. Welche Sportart empfehlen Sie?"

Auf jeden Fall Wandern und eventuell zusätzlich zwischendurch mal Joggen, damit es auf keinen Fall eintönig wird.

Grauer Star

„Ich habe einen **beginnenden grauen Star** (Cataracta incipiens). Können Sie mir einen Tipp geben, damit der graue Star nicht fortschreitet?"

Ja, Sie können den grauen Star nicht isoliert behandeln, das Auge ist in den Gesamtstoffwechsel einbezogen. Entsäuern Sie Ihren Körper indem Sie laufen gehen. Laufen, laufen, laufen, Bewegung an der frischen Luft hilft Ihnen. Die Säurestarre wird gelöst, die Körpersäfte dürfen wieder fließen. Und geben Sie täglich 1–2 Tropfen Mucokehl D5 Augentropfen in jedes Auge. Mucokehl fördert die Durchblutung der Augen. Es löst die Agglutination der Erythozyten und Thrombozyten! Und seien Sie mit dem Salzen zurückhaltend.

Arteriosklerose

„**Arteriosklerose** wurde bei mir festgestellt. Ich bin 57 Jahre alt, männlich. Ich will diesem Leiden gegensteuern. Was kann ich tun?"

Laufen, laufen und nochmal laufen. Auf diese Weise wird Ihr Körper entsäuert und die Körpersäfte dürfen fließen. Laufen Sie täglich mindestens 1 Stunde und gehen Sie am Wochenende wandern, wenn es Ihnen möglich ist, bergauf und bergab. Das trainiert sich langsam.

Müde Beine

„Ich bin 95 Jahre alt, habe nichts zu klagen, außer **dass meine Beine nicht mehr so recht wollen**! Meine Mutter wurden 97 Jahre alt und konnte die letzten beiden Jahre nicht mehr gehen. Sie saß nur auf der Bank. Damit mir so etwas nicht passiert, habe ich vor drei Jahren mit dem Laufen begonnen – bis 90 war ich ein leidenschaftlicher Golfspieler. Ich laufe fast täglich zweimal 20 Minuten, eine kleine Pause von ungefähr 5 Minuten lege ich nach den ersten 20 Minuten ein. In den letzten Wochen lassen meine Beine nach. Ich spüre Müdigkeit in den Unterschenkeln, ein Gefühl als ob das Blut nicht mehr fließen würde. Soll ich trotzdem weiter laufen oder das Laufen aufgeben?"

Großartig, was Sie leisten. Hut ab! Nicht jeder hat die Energie in diesem hohen Alter, aber aufhören dürfen Sie nicht. Auf keinen Fall! Ein Tipp! Reiben Sie Ihre Beine mit Mucokehl D3 Salbe ein, leicht einmassieren, ohne Druck, 2x pro Tag und lutschen Sie 1x am Tag Conium D30, 6 Wochen lang. Mucokehl bringt alles wieder in Fluss und die Beine werden optimal durchblutet.

Tinnitus aurium

„**Tinnitus aurium** heißt meine schreckliche Diagnose, welche mich von Arzt zu Arzt führt. Es klingelt in meinen Ohren, rechts stärker als links. Die Beschwerden stören nachts sehr, tagsüber macht es mir nicht so viel aus. Ich war auch schon in der Tinnitus Klinik, kurzfristig bekam ich Hilfe. Durchblutungsstörungen seien die Ursache. Gibt es irgendwo noch Hilfe?"

Laufen, laufen und nochmals laufen und zwar bevor Sie schlafen gehen, abends mindestens 40 Minuten bzw. 1 Stunde lang. Reiben Sie folgende **Tinnitus Salbe** nach Dietmar Krämer ein:
30 ml Salbengrundlage (z. B. Melkfett spezial, Zellstromcreme oder Eucerin cum aqua) zusätzlich fürs **rechte** Ohr je 3 Tropfen der Bachblüten Nr. 9, Nr. 15, Nr. 20, **lange in einer Richtung einrühren!** zusätzlich fürs **linke** Ohr je 3 Tropfen der Bachblüten Nr. 24, Nr. 27, Nr. 30, Nr. 38, ebenfalls lange in einer Richtung einrühren.
Anwendung: 2x pro Tag ans Mastoid – oder besser uns ganze Ohr herum einreiben – **monatelang**
Außerdem Mucokehl D5 Tropfen 1x am Tag je 1–2 Tropfen in jedes Ohr geben.
Das **Laufen** steht unbedingt an **erster Stelle**.

Hypercholesterinämie

„Hypercholesterinämie ist meine Diagnose, welche mir sehr zu schaffen macht. Die Ernährung stimmt. Ich ernähre mich nach Bruker, ich war auch eine Woche in der Ernährungsklinik in der Küche, aber das Cholesterin ist immer noch erhöht. Die Werte liegen bei ungefähr 230 mg/dl. Gibt es aus der Naturheilkunde noch weitere Hilfe?"

Ja, gehen Sie laufen, jeden Tag 1 Stunde, stramm laufen, am besten mit einem großen Hund, und bei jedem Wetter. Zusätzlich können Sie am Wochenende noch joggen.

8 Laufen – laufen – laufen: Eine Schmerztherapie ohne Nebenwirkung

Aus der Praxis für die Praxis

Schulterschmerzen

„**Schulterschmerzen** sind mein Problem. Ein Akupunkteur nannte dieses Leiden „**Wanderrheuma**". Meine linke Schulter und mein rechtes Sitzbein schmerzen, wenn es kalt wird, ein Brustwirbelsäulen-Syndrom musste auch schon akupunktiert werden. Dies sind die Schwachstellen. Diese melden sich im Spätherbst und Winter und manchmal auch in der warmen Jahreszeit, wenn Zugluft herrscht. Ich wollte mit dem Wandern beginnen. Vom Hallensport, Kraftsport wollte ich mich verabschieden."

Ja, laufen Sie so viel Sie können. Die Gelenkschmerzen werden weniger, vielleicht sind Ihre Schwachstellen im Beruf oder in der Freizeit einseitig belastet, da ist das Wandern die beste Fußreflexzonenmassage, ein prima Ausgleich. Die Beweglichkeit der Gelenke wird außerdem verbessert.

Kopfschmerzen

„Ich habe öfters **Kopfschmerzen**, es ist keine Migräne. Die Kopfschmerzen treten oftmals nach Stress auf, aber auch ohne ersichtlichen Grund. Kann Wandern helfen?"

Auf jeden Fall. Die Sauerstoffversorgung wird verbessert, Folgen von Stress gelindert. Das Wandern sorgt für Gelassenheit und Entspannung.

Rückenschmerzen

„**Rückenschmerzen** sind mein Problem, ich bin 58 Jahre alt, weiblich. Kann ich durchs Laufen meine Kreuzschmerzen lindern? Das Röntgen ergab einen altersentsprechenden Verschleiß."

Beim Laufen werden die entsprechenden Reflexzonen an den Füßen massiert. Ihre Kreuzschmerzen werden auf jeden Fall gebessert.

Reizdarm

„**Reizdarm** mit heftigen Schmerzen nachts ist mein Problem. Wie bekomme ich Hilfe auf natürliche Art und Weise? Dieser Reizdarm macht sich 1–2x im Jahr bemerkbar, die Schmerzen, meist nachts, gehen über Wochen, dann lässt's wieder nach. Natürlich versuche ich es mit Naturmitteln, aber ich bin froh über weitere Infos. Es ist immer wieder lästig. Danke!"

Ein Reizdarm ist sehr gut durchs Wandern zu beeinflussen. Laufen Sie täglich eine Stunde, auch bei schlechtem Wetter und Sie bekommen große Hilfe. Vielleicht können Sie auch am Wochenende mit kleinen Wanderungen (2–3 Stunden) beginnen.

Herzprobleme – Erfahrungsbericht I

„Meine Mutter hat ihre **Herzprobleme** durchs Laufen verloren. Sie ist heute 87 Jahre alt. Im Alter von 50 Jahren musste sie mit ihrem Party-Service aufhören. Ihr Operateur sagte zu ihr, er könne jetzt nichts mehr für sie tun. Da war meine Mutter dennoch hoffnungsvoll und fragte den Arzt, ob sie etwas in ihrem Leben ändern könne. Der Arzt sagte, es gäbe nur noch eine Chance, das sei das Laufen. Ab sofort lief Mutti täglich mit ihrem Hund bei jedem Wetter 1½ Stunden. Jetzt, nach Jahren, ist sie gesund. Einen Herzspezialisten braucht sie nicht mehr aufzusuchen."

Chronische Blasenentzündung

„Ich habe immer wieder zu hören bekommen, dass bei **chronischer Blasenentzündung** Wandern hilft. Das ist das Eine, was mit zu schaffen macht. Das andere ist die **Inkontinenz**. Ich bin 72 Jahre alt, ich möchte so gerne mit dem Wandern anfangen. Meine Schwester will mich immer mitnehmen, sie ist durchs Wandern ihre Herzprobleme los geworden. Soll ich mich aufraffen und meine Schwester begleiten? Ein großer Hund geht auch mit."

Beides ist durchs Laufen beeinflussbar, sowohl die chronische Cystitis als auch die Inkontinenz. Beginnen Sie noch heute damit. Der Erfolg bleibt nicht aus.

Herzprobleme – Erfahrungsbericht II

„Mein Vater verstarb vor kurzem im Alter von 88 Jahren an einem metastasierten Magenkrebs. Im Alter von 52 Jahren wurde er als Schulleiter in einer Hauptschule frühpensioniert: Herzprobleme, Angina pectoris mit Herzschmerzen und

Atemnot machten ihm sehr zu schaffen. Der Internist verbot ihm das Autofahren. Daraufhin ließ sich mein Vater akupunktieren, und ein chinesischer Arzt riet ihm zum Wandern. Mein Vater begann sofort mit dem Laufen, er hatte jetzt genügend Zeit. Er fand auch schnell Wanderfreunde und sie marschierten jede Woche zweimal im Odenwald bergauf und bergab. Er erzählte nichts mehr von seinem Ärger mit den Schülern, sondern vom Melibokus[a] und von der Tromm[b]. 40 km liefen er und seine Freunde meistens, 5 km pro Stunde. Oftmals sind er und seine Wandergenossen morgens um 4 Uhr aufgebrochen – im Sommer natürlich – und kamen dann am Nachmittag mit absolut guter Laune, strahlend und erholt nach Hause. Von Herzbeschwerden hörten meine Mutter und ich nichts mehr. So konnte er noch 36 Jahre nach dem Herzleiden leben."

[a] Ein 517 m hoher Berg im Odenwald bei Zwingenberg/Hessen
[b] Bergrücken im Odenwald

Schmerzen in der Magengegend

„Ich habe immer wieder **Schmerzen in der Magengegend**, vieles vertrage ich nicht. Eine Magenspiegelung brachte keine Diagnose. Meine Mutter sagte mir, das Wandern und das Laufen würde helfen. Seit meine Mutter regelmäßig wandert, ist ihr Reizdarm ruhiger. Bekomme ich auf diese Weise auch Hilfe?"

Ja, natürlich! Laufen Sie z. B. mit einem großen Hund täglich eine Stunde oder gehen Sie am Wochenende regelmäßig wandern, auf jeden Fall bekommen Sie auf natürliche Art und Weise Hilfe ohne Nebenwirkung.

Schmerzen in der Kreuzbeingegend

„Ich habe eine **Autoimmunerkrankung** und stets Schmerzen in der Kreuzbeingegend. In der Homöopathie hilft mir Rhus toxicodendron D30 in Globuliform, aber ich suche trotzdem noch nach nebenwirkungsfreien Alternativen. Reflexzonenmassage, habe ich gehört, sei angezeigt. Haben Sie noch Ideen?"

Aus der Homöopathie gibt es Kalmia – der Berglorbeer, Bryonia – die Zaunrübe und Phytolacca – die Kermesbeere, alles Arzneien einschließlich Rhus toxicodendron, welches Sie schon haben, gegen Schmerzen aus dem rheumatischen Formenkreis. Ein guter Homöopath hilft weiter, was die richtige Potenz und die Dosierung betrifft.

Außerdem können Blutegel große Hilfe bringen und zuletzt das regelmäßige Laufen bzw. Wandern durch die Masse der Fußreflexzonen. Fangen Sie schon heute damit an!

Schlafstörungen

„**Schlafen** ist mein großes Thema, vielleicht können Sie mir da auch helfen! Ich war schon in einer privaten Schlafklinik, habe 15.000 Euro bezahlt, man hat mir geholfen, allerdings mit Arzneien, mit Thombran, dies macht nicht süchtig. Bei Bedarf, im Notfall, haben die mir auch noch einen Tranquilizer, Tranxilium 5mg, verschrieben. Gibt es aus der Naturheilkunde natürliche Hilfen ohne Nebenwirkung?"

Aber ja! Aus der Homöopathie Coffea D30, abends 2 Globuli lutschen. Sollten Sie nachts aufwachen, können Sie die Anwendung wiederholen, aber nur einmal. Aus der Naturheilkunde gibt es Baldriparan stark für die Nacht, abends 1 Tablette oder von der Firma sanum Mucedokehl nach Anweisung.

Und was ich Ihnen unbedingt empfehle: Fangen Sie mit dem Laufen an. Die völlig nebenwirkungsfreie Reflexzonenmassage an den

Füßen hilft Ihnen sicherlich. Gehen sie abends 40 Minuten laufen, der Sauerstoff hilft und durch das Laufen wird die entsprechende Reflexzone an der Fußsohle massiert. Andere Sportarten an der frischen Luft helfen bei Schlafstörungen nicht so gut wie das einfache Laufen.

Einschlafprobleme nach dem Sport

„Ich bin ein sportlicher Typ, ich bin 52 Jahre alt, männlich. Früher habe ich mich zum Hallensport, Kraftsport überreden lassen. Das habe ich nach einem Jahr aufgegeben und jetzt fahre ich abends Rennrad, ungefähr 4x in der Woche. Ich schlafe so schon schlecht, aber nach dem Sport, sowohl nach dem Hallensport als auch nach dem Radfahren kann ich manchmal **stundenlang nicht einschlafen**. Gibt's so was?"

Mit dem Leistungssport, egal welche Sportart Sie auswählen, sollte man nach 16 Uhr etwa aufhören. Lassen Sie diese Sportarten, fangen Sie das einfache Wandern, das Laufen an. Dies hilft Ihnen, besser zu schlafen – sagt mir meine über 50-jährige Erfahrung.

Einschlafstörungen bei Stress

„Unser Sohn Jan, 17 Jahre alt, steht vor dem Abitur. Wir haben ihn mit vielen Nachhilfestunden so weit gebracht; jetzt kann er nur ganz **schlecht einschlafen**. Bis Mitternacht oder auch noch später steht er immer wieder auf und grübelt, ob er nichts vergessen hat, was er lernen sollte usw. In acht Wochen sind die Prüfungen. Arzneien zum Schlafen möchten wir ihm nicht geben, höchstens etwas Homöopathisches. Können Sie uns helfen? Danke!"

Er kann abends 1 Tablette Coffea D30 lutschen, dies ist eine homöopathische Arznei; aber ich empfehle den abendlichen Spaziergang, ungefähr 40 Minuten laufen und um 18 Uhr mit dem Studieren aufhören. Probieren Sie es mal! Das wird klappen!

Unruhige Beine nach Covid

„**Restless Legs**, viel schlimmer als Schmerzen. Ich bin 45 Jahre alt, weiblich, und ich habe so etwas wirklich nicht verdient. Die Ärzte wissen auch nicht genau, was die Ursache ist. Man vermutet nach vielen Untersuchungen, dass es sich um Long Covid handeln könnte. Die Covidinfektion war gerade vorbei und das waren dann die Folgen, der Virus hat was Schreckliches hinterlassen. Schmerztabletten helfen nicht. Eine halbe Schlaftablette nehme ich jeden zweiten Tag, so richtig kann mir keiner helfen. Eine Überweisung zum Neurologen habe ich jetzt. Der Orthopäde hat ein MRT von der Wirbelsäule gemacht und da konnte man keine Ursache finden. Haben Sie einen Tipp für mich?"

Ein erfahrener Therapeut, Masseur oder Phyiotherapeut findet auf der Fußsohle die entsprechenden Reflexzonen und diese behandelt er, das hilft. Auch laufen, laufen und nochmals laufen bringt Erleichterung. Und eine Spritze, die mich in den über 50 Jahren meiner Praxistätigkeit noch nie verlassen hat, empfehle ich Ihnen:

1 Ampulle Mucokehl D5, 1 Ampulle sanuvis, 1 Ampulle cirulo Injeel, 1 Ampulle Ginkgobakehl und 1 Ampulle neralgo-rheum Injeel zusammen aufziehen und intramuskulär spritzen.
Zusätzlich Calmvalera Tropfen von Hevert nach Anweisung einnehmen.

Schulterschmerzen nach dem Radfahren

„Ich habe mit dem Radfahren begonnen, Bewegung an der frischen Luft hilft doch meistens so gut. Aber meine linke **Schulter** schmerzt hinterher, besonders, wenn ein kalter Wind herrscht. Können Sie mir eine Sportart an der frischen Luft nennen, welche Schmerzen lindert? Meine linke Schulter ist mein Schwachpunkt. Bei Wetterwechsel und überhaupt in der kalten Jahreszeit meldet sich diese Schwachstelle."

Laufen, laufen und nochmals laufen empfehle ich Ihnen als Sportart. Laufen beruhigt den Schmerz. Als weitere Möglichkeit empfehle ich Ihnen Bryonia 2x je 2 Globuli am Tag und bei Bedarf Phytolacca D6, 4x pro je 1 Tablette lutschen.

Sport trotz Hohlkreuz

„Mein **Hohlkreuz** macht mir ganz schön zu schaffen. Ich möchte mich trotzdem mit einer Sportart anfreunden, welche mir dabei Hilfestellung gibt. Danke für Ihren Rat!"

Zwei Sportarten sind sehr gut geeignet, einmal das Wandern, zum Zweiten das Tanzen. Viel Freude dabei!

Stoßwellentherapie – eine alternative Schmerztherapie

„Wie funktioniert die Stoßwellentherapie?"

Bei der Stoßwellentherapie werden mit einem Gerät Stoßwellen auf den zu behandelnden Körperbereich übertragen. Die Stoßwellentherapie hilft gut bei entzündlichen Erkrankungen wie Schmerzen an der Achillessehne, am Ellenbogen, bei Muskelentzündungen und auch bei Verkalkungen und Fibrosen. Diese werden aufgelöst. Auch der Stoffwechsel insgesamt wird angeregt. Die Behandlung dauert etwa 10 Minuten und ist eine nebenwirkungsfreie Therapie. Meist wird diese von Orthopäden, Naturärzten und Heilpraktikern durchgeführt. Fast immer kommen 3–4 Sitzungen zur Anwendung, manchmal genügt auch eine einzige Sitzung.

Liste homöopathischer Arzneien/Naturheilmittel

Zum Schluss gebe ich Ihnen eine **Liste homöopathischer Arzneien** einschließlich Naturmitteln gegen Schmerzen und zum

Schlafen! Und selbstverständlich steht das Laufen an erster Stelle.

Naturheilmittel:
Mucedokehl D4 Kapseln (Firma sanum)
Laif 900 Balance
Leptospermusan Tropfen (Firma sanum)
Baldriparan stark für die Nacht
Horviton Kapseln (Horvi Chemie)

Komplexhomöopathika:
nervoheel Tabletten
Neurexan Tabletten, Tropfen
Calmvalera Hevert Tropfen, Tabletten
Valerianaheel Tropfen
Noxotob Tabletten

Bei Schmerzen geben Sie bitte möglichst **keine chemischen Mittel**, es bieten sich einige schmerzlindernde Substanzen ohne Nebenwirkungen an, z. B. Serpalgin der Firma Horvi-Chemie. Diese Firma hat seit Jahrzehnten noch ein weiteres Präparat gegen Schmerzen im Katalog, es ist Bufomarin mite/forte. Beide Arzneien sind Enzyme, **Bufomarin mite/forte** ist aus Bufo marinus hergestellt, Serpalgin ist ein Enzym-Wirkkomplex aus dem Tiergift der Schlangen Vipera ammodytes, Lachesis muta und Naja tripudians.

Bufomarin mite und Bufomarin forte liegen in Tropfenform vor. Es werden 5x täglich 8–10 Tropfen eingenommen. Es wirkt hervorragend gegen Tumorschmerzen

Serpalgin liegt in Tropfenform und in Ampullen vor, auch als Salbe ist es erhältlich. Bei starken Schmerzen spritzt man täglich 2 Ampullen Serpalgin i.m., bei den Tropfen gibt man täglich 5x 8–10 Tropfen, je nach Beschwerdebild und Konstitution des Patienten. Serpalgin Salbe kann nach Bedarf eingerieben werden. Ich habe mit den Horvi Arzneien sehr gute Erfahrungen gemacht. Viele Patienten konnten im Laufe der Zeit starke Analgetika, wie z. B. Tramal oder Valoron-N, wieder weglassen.

Ganz hervorragende Arzneien, die die Schmerzen teilweise ganz wegnehmen, findet man in der **Homöopathie**:

Phytolacca – die Kermesbeere, ist sehr gut für Schmerzen geeignet, welche stechend sind, oftmals gehen die Stiche durch den ganzen Körper. Phytolacca eignet sich sehr gut für Neuritiden. Die Schmerzen schießen ein und sind lanzierend.

Sehr gut ist auch die Verdünnung von Phytolacca im Verhältnis 1:4, diese Tinktur wird eingerieben. Der Erfolg tritt schnell ein.

Arsenicum album – bei Arsen brennt der Schmerz wie Feuer, der Schmerz kommt oft periodisch, nachts erreichen die Beschwerden ihren Höhepunkt.

Gelsemium – Wilder Jasmin – ist in D30 sehr gut für Neuralgien und Migräne. Einnahme: 3x am Tag je 3 Globuli.

Ranunculus – Knollenhahnenfuß – ist bei pleuritischen Schmerzen und Intercostalneuralgien gut geeignet, auch bei Krebs-Patienten.

Cedron – einschießende, lanzierende Schmerzen, Periodizität ist das Kennzeichen.

Radium bromatum – schwere anhaltende Schmerzen im ganzen Körper, Brennen der Haut. Hilfreich bei Radiumverbrennungen, über Frankreich zu beziehen.

Passiflora incarnata – heftige Schmerzen, verbunden mit Krämpfen, oft handelt es sich um Nervenschmerzen, diese Arznei wirkt sehr beruhigend, hilft beim Einschlafen.

Petasites officinalis – Pestwurz – bei Schmerzen in den Harnwegen und bei Pylorusschmerzen besonders geeignet, aber auch allgemein bei Schmerzen einsetzbar. Damit habe ich oft gute Erfahrung gemacht.

Belladonna – bei entzündungsbedingten Schmerzen mit Klopfen und lokale Rötung.

Aconitum napellus – bei Nervenschmerzen, oft durch kalten Wind verursacht.

Apis mellifica – bei stechenden, oft brennenden Schmerzen, oft bei Blasenentzündung und Nierenbeckenentzündung und auch beim Gerstenkorn, u.s.w.

Cantharis – bei stark brennenden Schmerzen wie Blasenentzündung und Eierstockentzündung, usw., wirkt auch bei Inkontinenz.

Chelidonium – Schmerzen im Leber-Gallenbereich, starke Blähungen und Schmerzen unter dem rechten.

Colocynthis – krampfartige Schmerzen, oftmals im Bauch, im Ischiasbereich und in der Blasengegend, Brennen in der Urethra bei Blasenentzündung.

Magnesium phosphoricum – krampfartige Schmerzen im Bauch, in der Hüfte und in den Muskeln, Wärme bessert.

Kalmia latifolia – ist ein Rheumamittel, heftige Neuralgien kommen vor, Schmerzen in den Gesichtsknochen.

Lac caninum – Schmerzen, welche ständig die Seite wechseln. Es können rheumatische Schmerzen sein im Rücken und in den Extremitäten, aber auch die Tonsillitis wechselt von Seite zu Seite.

Ledum palustre – Schmerzen von Gichtknoten, Verschlechterung von Wärme, rheumatischer Schmerz in den kleinen Gelenken, stark schmerzende Hämorrhoiden.

Aurum metallicum – Knochenschmerzen nachts, Kopfschmerzen auch nachts schlimmer.

Sulphur – brennende Schmerzen und Reißen in Armen und Händen, ziehende Schmerzen zwischen den Schulterblättern und rheumatische Schmerzen in der linken Schulter.

Bryonia – stechende und reißende Schmerzen, oftmals im Nacken, im Kreuz und in den Extremitäten, Verschlimmerung in Bewegung, Besserung in Ruhe.

Rhus toxicodendron – Kreuzschmerzen, reißende Schmerzen in Muskeln, Sehnen, Bändern und Gelenken, in Bewegung besser.

Kalium carbonicum – stechende Schmerzen im Rücken, in der rechten Schulter, in der Hüfte und in den Knien.

Medorrhinum Nosode – brennende Schmerzen an Fußsohlen und Händen, Rückenschmerz mit brennender Hitze.

Magnesium phosphoricum – gegen krampfartige Schmerzen, auch neuralgische Schmerzen und Kopfschmerzen. Hilft bei Blähungen. Bei Koliken vor der Menses gut einsetzbar.
Dosierung: Magnesium phosphoricum D6: alle 15 Minuten je 1 Tablette lutschen bis zur Besserung, dann 3x pro Tag je 1 Tablette.

Gnaphalium polycephalum – bei stechenden Neuralgien, oft nach Ischiasneuritis.

Argentum nitricum – Neuralgien im Kopfbereich.

Mezereum – neuralgische Schmerzen, oft ausgelöst durch den Herpes zoster Virus.

Silicea – Schmerzen in den Extremitäten, häufig linksseitig.

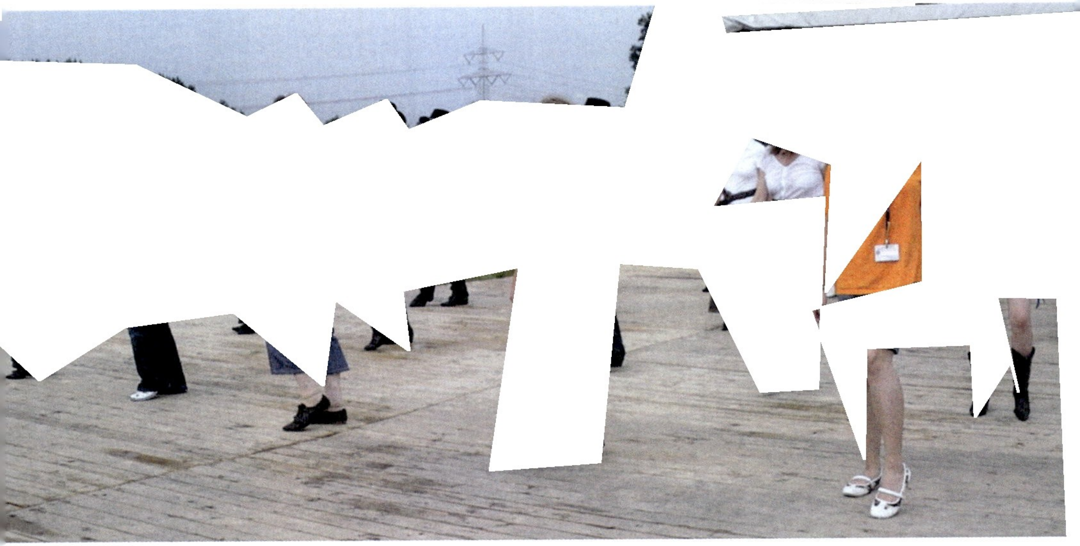

 Linedancer aus verschiedenen Gruppierungen beim 31. Neustadttreffen in Neustadt an der Spree

9 Tanzen – eine wiederentdeckte Medizin zur Schmerzbekämpfung

Ich lobe den Tanz,
denn er befreit den Menschen
von der Schwere der Dinge;
bindet den Vereinzelten
zu Gemeinschaft

Ich lobe den Tanz,
der alles fordert und fördert:
Gesundheit und klaren Geist
und eine beschwingte Seele.

Tanz ist Verwandlung
des Raumes, der Zeit, des Menschen,
der dauernd in Gefahr ist,
zu zerfallen, ganz Hirn,
Wille oder Gefühl zu werden.

Augustinus (354–430 AD)

Forschungsergebnisse scheinen zu belegen, dass Tanz/Taktgefühl in den Genen des Menschen eingebettet sind. Kein anderes Tier vermag es, sich im Rhythmus der Musik zu bewegen und sich dem Tanz hinzugeben. Schon Säuglinge bewegen den Kopf, den Körper, Arme und Beine zum Takt der Musik.

Vor Urzeiten bewegten sich die Menschen zum Takt einer Trommel oder speziellen Geräuschen (z. B. von Tierzähnen an der Kleidung verursacht). Besondere Menschen vermochten, auf diese Art und Weise andere von ihrer Krankheit zu heilen. Auch versuchten die damaligen Menschen, sich durch gemeinsame Tänze mit der Natur und allen Wesenheiten zu verbinden. Initiationstänze sollten den Gemeinschaftssinn fördern und die Erwählten in die Gruppe einführen.

Später wurde der Tanz zum Feiern eines freudigen Ereignisses ein wichtiges Element, verknüpft mit Freude und Emotion. Auch bei traurigen Anlässen wurde getanzt, um die Trauer zu verkleinern. In der Gruppe war man im Tanzen geborgen und fühlte sich als Teil des Ganzen. Das „Göttliche“ war in allen Kulturen mit dem Tanz verknüpft.

Im Mittelalter entstanden Reigentänze als gesellschaftliches Ereignis, jedoch der ursprüngliche Sinn des Heilens durch Musik und Tanz geriet in Vergessenheit.

Heute werden in Sportvereinen viele Arten des Tanzens als Sportart angeboten und diese zum Erhalt der Gesundheit durchgeführt.

Von diesen Sportarten ist besonders für Senioren der „Line Dance“ interessant, da diese Tanzart gerne von Menschen angenommen wird, die entweder allein sind, deren (Tanz-)Partner z. B. durch Krankheit nicht mehr zur Verfügung steht oder um neue Freunde mit gleichen Interessen und Anliegen zu finden. Man strengt sich gemeinsam an und kann sich untereinander austauschen.

Dieser Tanz besteht aus vielen verschiedenen Schritten, die man allein, aber gleichzeitig mit den anderen in Formation tanzt. Man steht in einer Reihe mit ihnen, je nach Anzahl der Mitwirkenden mehrere Reihen vor- und hintereinander angeordnet und führt die gleichen Schritte miteinander aus, die – abhängig vom Musikstück – variieren. Man steht allein, ist aber ein Teil des Ganzen. Bei dieser Art Bewegung wird eine ganzheitliche Therapie angewandt, die Körper, Geist und Seele in Verbindung bringt und somit Heilung erfolgen kann.

An positiven Effekten werden erzielt: Durchblutung, Gleichgewicht, Koordinationsfähigkeit, Gehirnaktivität und Gedächtnisstärkung, da man sich die entsprechenden Schritte im Musikstück merken muss, Beweglichkeit, Antidepression, gute Laune und Entspannung. Auch Morbus Alzheimer wird vorgebeugt.

Warum Tanzen so gesund ist – In Frage und Antwort

Morbus Parkinson

„Meine Tante leidet an Morbus Parkinson und angeblich hat ihr Tanzen so gut geholfen, besser als jedes Medikament. Soll ich meine Mutter auch dazu bewegen?"

Selbstverständlich, Morbus Parkinson ist eine Erkrankung des Nervensystems, welche fortschreitet. Durch das Tanzen wird eine Verbesserung der Beweglichkeit erzielt, die steifen Muskeln und Gelenke geben nach und was die Schrittgröße und das Gleichgewicht betrifft ist ebenso eine Verbesserung zu verzeichnen. **Die Sturzgefahr wird vor allem weniger!**

Tanzen eine Sportart?

„Ist Tanzen auch eine richtige Sportart?"

Selbstverständlich, zum Ausdauersport gehören: Nordic Walking, Schwimmen, Skilanglauf, Radfahren, Fernwanderungen, Joggen und natürlich das Tanzen.

All diese Sportarten stärken unser Immunsystem, und beim Tanzen wird zusätzlich noch der Stressabbau befördert. Es ist bekannt, dass Tanzen glücklich macht. Und das Tanzen unterscheidet noch von den anderen Sportarten, dass die Bandbreite der Bewegungen ganz besonders groß und vielfältig ist, z. B. Springen, Hüpfen, Drehen und in die Knie Gehen. Die Gelenke, die Muskeln, die Faszien, die Sehnen und Bänder werden besser durchblutet, einseitige Bewegungen werden vermieden. Die Reflexzonen an den Füßen werden gleichzeitig massiert. Tanzen ist eine großartige Sportart.

Tanzen verzögert Demenz

„Bei einer beginnenden Demenz kann Tanzen helfen, das Fortschreiten etwas aufzuhalten. Das ist die Aussage eines Tanzlehrers. Kann das sein? Oder haben Sie sonst noch einen Tipp für unsere Mutter? Sie ist 54 Jahre alt. Danke!"

Ja, das Tanzen wirkt sich sehr positiv aus, sowohl durch die Musik als auch die Bewegung. Studien belegen dies. Sie können auch zusätzlich Ihrer Mutter Selenium Homaccord über einige Monate nach Anweisung geben.

Tanzen gegen Schulter-Arm-Syndrom

„In der Schmerztherapie wird Tanzen auch eingesetzt, vor allem bei chronischen Schmerzen. Mein Orthopäde hat mir wegen meines chronischen Schulter-Arm-Syndroms die Tanztherapie auf Rezept empfohlen. Haben Sie das schon mal gehört?"

Sowohl beim Wandern als auch beim Tanzen werden entsprechende Reflexzonen an den Füßen massiert und die Schmerzen gehen zurück. Das ist eine nebenwirkungsfreie Medizin.

Tanzen nach Herzinfarkt

„Meine Mutter tanzte in ihren jungen Jahren wahnsinnig gern. Sie wollte meine Schwester und mich zu Tänzerinnen machen. Jetzt hat sie im Alter von 69 Jahren einen Herzinfarkt erlitten.

Sie konnte sich in der Reha nicht recht erholen. Ist es ratsam, wenn ich sie wieder zum Tanzen bewege? Sie erholt sich wirklich sehr, sehr schleppend. Kollapszustände kommen gehäuft vor. Haben Sie vielleicht sonst noch einen Tipp? Danke!"

Tanzen ist für diesen Zustand eine sehr, sehr gute Medizin, nebenwirkungsfrei. Und geben Sie ihr über drei Monate Cralonin Tropfen nach Anweisung. Die Kollapszustände reagieren auf die Arznei Veratrum album D3. Bei aufkommender Kreislaufstörung geben Sie ihr 5 Tropfen Veratrum album D3 auf die Zunge und nach fünf Minuten wiederholen Sie diesen Vorgang. Außerdem sollten Sie vier Tropfen Rescue Remedy (Notfallmittel nach Dr. Bach) auf die Innenseite der Unterlippe oder auf die Zunge träufeln. Nach einigen wenigen Minuten ist sie wieder fit.

Tanzen und das Immunsystem

„Gibt es irgendwelche Unterlagen, Studien oder Untersuchungen, welche beweisen, dass das Immunsystem auf Tanzen reagiert?"

Natürlich, beim Tanzen werden die Bewegungen der Immunzellen aktiviert, die B-Lymplasten steigen an, folglich werden mehr Antikörper gebildet und die Zahl der Killerzellen nimmt zu. Killerzellen sind Zellen des Immunsystems, welche veränderte Körperzellen erkennen und zerstören.

Auch die Entzündungswerte sind bei Tänzern niedriger als bei sonstigen Sportlern, welche Ausdauersport betreiben. Studien belegen dies.

Tanzen gegen Depressionen

„Kann ich vom Tanzen Hilfe gegen meine Depressionen bekomme? Meine Freundin ist so glücklich und freut sich jede

Woche auf den Tanzkurs. Sie hat schon mehrere absolviert. Sie will mich immer mitnehmen und versichert mir, dass Tanzen glücklich macht. Und vielleicht haben Sie noch einen Tipp, was mir bei meinen depressiven Zuständen gut tut?"

Ja, Sie bekommen durch das Tanzen Hilfe. Die Häufigkeit der depressiven Phasen nahmen deutlich ab, bei depressiven Patienten in Griechenland, als dort die Tanztherapie eingesetzt wurde. Die Lebensfreude kehrte zurück.

Es gibt eine Arznei, welche auch hilft und Linderung bringt, es handelt sich um Calmvalera, sowohl in Tropfen als auch in Tablettenform. Es ist ein homöopathisches Mittel, nebenwirkungsfrei. Nehmen Sie es nach Vorschrift.

10 Was kommt ins Wandergepäck? Eine kleine Reiseapotheke

Gegen Sonnenstich, Hitzschlag

Lachesis D200, 2 Globuli einmalig, zusätzlich Apis mellifica D4, stündlich 1 Tablette, später bei Besserung in 2–3 Stunden Abstand.

Gegen Sonnenbrand

Rescue Remedy Salbe (Notfallmittel nach Dr. Bach) und notakehl D5 Salbe. Außerdem frisch gelassenen Eigenurin auftragen.

Vorsorglich eine **Sonnenschutzcreme mit einem hohen Lichtschutzfaktor** und entsprechende Ausstattung. Am besten wirkt eine selbst gemischte Salbe:

Bolus rubra 0,2
Ichthyol 1,0
Zinc. oxyd. 20,0
Talc. 20,0
Paraffin subliquid 10,0

Vasel. alb. ad 200,0 oder eine gängige, am besten schweißfeste z. B. von Nivea

Stets eine langärmelige Bluse, einen Hut, welcher den Nacken schützt, eine entsprechende Sonnenbrille, eine lange Wanderhose, welche die Beine bedeckt zum Schutz vor Insektenstichen und Zecken.

Gegen Dornwarzen z. B. am Fuß

Thuja Ø im täglichen Wechsel mit altem oder frischem Urin zur Anwendung bringen.

Zusätzlich Sankombi und Mucokehl D5 im täglichen Wechsel, 1x am Tag 2 Tropfen einmassieren.
Immer zum Erfolg führende Therapie ist folgende, da das Krankheitsbild doch hartnäckig ist:
Täglich 1 rohe Kartoffel in Scheiben schneiden und die Scheiben über der Warze einreiben. Der frische Kartoffelsaft bringt die Warze nach einiger Zeit zum Verschwinden. Ich habe damit noch nie einen Mißerfolg erlebt.
Bei Rezidiven morgens die Urinportion trinken.
Eventuell zusätzlich Guttaplast Pflaster.

Gegen Sonnenallergie

Bei Exposition Natrium chloratum D200, einmal 2 Globuli lutschen; Säuglinge erhalten 1 Globulus, in Ausnahmefällen die Gaben wiederholen.
Einreibungen mit Eigenurin, frisch gelassen, Rescue Remedy Salbe und notakehl D3 Salbe.
Spezielle Sonnencreme **fettfrei** verwenden.

Bei Insektenstich, Bienenstich

Die Behandlung erfolgt mit Apis mellifica D200, 2 Globuli einmalig und Ledum D30, 2 Globuli einmalig.
In schlimmen Fällen zur Entgiftung Myristica sebifera D4, anfangs 5x je 1 Tablette pro Tag, später 4x am Tag, dann 3x täglich, je nach Entwicklung.
Außerdem mit Rescue Remedy Salbe oder Eigenurin einreiben.

Bei Sonnenstich mit Ohnmacht oder sonstigen Kreislaufstörungen

Alle 5–10 Minuten je 2 Tropfen Rescue Remedy auf die Innenseite der Unterlippe träufeln.
Zusätzlich Veratrum album D3, 3x je 5 Globuli im Abstand von 10 Minuten lutschen.
In extremen Fällen 2 Globuli Carbo vegetabilis D200 lutschen.

Bei Kopfweh, Migräne

Gelsemium Homaccord nach Anweisung
spigelon Tropfen nach Anweisung

Bei tierischen Bissen

Ledum D30, 2x je 2 Globuli im Abstand von 2 Stunden.
Die Wunde mit Eigenurin übergießen und notakehl D3 Salbe anwenden, die Wunde einige Stunden offen lassen.

Eventuell einen Arzt aufsuchen zwecks Tetanusprophylaxe.
Und eine Prophylaxe: lange Socken müssen über die Hosenbeine getragen werden oder die Hose in die Socken stecken.

Bei Zeckenbiss

Prophylaxe: lange Socken müssen über die Hosenbeine getragen werden oder die Hose in die Socken stecken.
Borrelia Nosode D200
Ledum D30
Zeckenbißfieber SDF Nosode D30
FSME Nosode D30 **falls** keine Impfung zum Einsatz kam)
+ Menningococcus D30
jeweils 2 Globuli nacheinander lutschen.
Mit frisch gelassenem Eigenurin und notakehl D3 Salbe einreiben, außerdem mit Rescue Remedy Salbe, am besten im Wechsel.
Die Stichstelle markieren und mehrere Wochen beobachten.

Bei unkomplizierten Wunden

notakehl D3 Salbe und Bepanthen Wund- und Heilsalbe im Wechsel zum Einsatz bringen.
Tetanusprophylaxe!
Rescue Remedy Tropfen um die Wunde einreiben.

Bei Schmerzen (mittelstark)

3x täglich je 8 Tropfen Serpalgin unter der Zunge zergehen lassen (über internationale Apotheke vorher besorgen, ist nebenwirkungsfrei.
Ansonsten Novalgin Tropfen, Anwendung 3x je 20 Tropfen täglich.

Bei hypertensiven Krisen (RR 200/100 mm Hg)

Glonoinum D3, bei älteren, schwachen Menschen Glonoinum D4, jeweils 10 Tropfen auf der Zunge zergehen lassen, eventuell nach 10 Minuten nochmals 5 Tropfen. Der Blutdruck normalisiert sich sehr schnell.
Nitrolingual Kapseln, soweit vorhanden, als Notfallmittel mitnehmen.

Bei hypoglykämischen Zuständen

3x je 5 Globuli Veratrum album D3 im Abstand von 10 Minuten.
Außerdem 2x je 4 Tropfen Rescue Remedy auf die Innenseite der Unterlippe träufeln.

Bei starkem Schwindel Tabacum D6 alle 10 Minuten je 1 Tablette.

Traubenzucker lutschen, alternativ Obstsaft (ca. 0,2 Liter).

Bei Blasen an den Füßen

Blasenpflaster von Compeed

Bei Zerrung, Bluterguß, Quetschwunden

Arnica D200, Hypericum D30, jeweils 3 Globuli lutschen, im Abstand von 10 Minuten, frischen Eigenurin über der betroffenen Stelle einreiben, Traumeel Salbe oder auch Voltaren forte Schmerzgel.

Bei Verstopfung

Plumbum Pentarkan, täglich nach Anweisung.

Alternativ: 5 Trockenpflaumen abends essen und 1 Glas Wasser dazu trinken.

Oder: Movicol Beutel oder laxoberal Tropfen.

Als Schutz vor Mücken

Autan Spray je nach Region, auch gegen Zecken oder speziellen Mücken.

Bei Nasenbluten

Erigeron D30 und Phosphorus D30, nacheinander je 3 Globuli lutschen, im Abstand von 10 Minuten. Eventuell nach weiteren 10 Minuten wiederholen, so lange bis der Erfolg eingetreten ist.

Bei Verbrennung

Lokal: notakehl D3 Salbe und Rescue Remedy Salbe im Wechsel. Zusätzlich die Stelle mit frischem Eigenurin übergießen. Cantharis D200, 2x je 2 Globuli am Tag, und eventuell Brand- und Wundgel.

Bei Brechdurchfall

Veratrum Pentarkan Tropfen nach Anweisung und Arsenicum album D30, 2x je 2 Globuli im Abstand von ca. 10 Minuten.

In hartnäckigen Fällen zusätzlich Carbo animalis D30, 3x je 2 Globuli täglich.

Eventuell Vomex A Dragees und Tannacomp oder Imodium 1–2 Gaben.

Bei beginnendem Infekt

notakehl D5 und quentakehl D5, jeweils 2x am Tag je 10 Tropfen in beide Nasenlöcher verteilen und die Nase hochziehen, auch wenn kein Schnupfen besteht.

Zusätzlich Eupatorium Pentarkan Tropfen nach Anweisung.

Bei Halsschmerzen die notakehl und quentakehl Tropfen in den Rachenraum träufeln statt in die Nase, möglichst lange einwirken lassen, dann erst schlucken.

Bei Bindehautentzündung

notakehl D5 Tropfen über den Augenlidern einreiben, stündlich 1 – 2 Tropfen, 6x insgesamt, außerdem Belladonna D6, 5x je 1 Tablette pro Tag lutschen, bei Besserung 3x pro Tag je 1 Tablette.

Bei Gallenkolik

Zur Krampflösung 5–10 Tropfen Mucokehl D5 über der Gallengegend einreiben.

Oral: Phönix Plumbum, alle 10 Minuten je 10 Tropfen, bei Besserung 4x je 20 Tropfen über den Tag verteilt.

Bei Bedarf zusätzlich Magnesium phosphoricum D4, alle 10 Minuten je 1 Tablette lutschen.

Eventuell zusätzlich Buscopan.

Bei Schlafstörungen

Coffea D30, 2 Globuli direkt vor dem Schlafengehen auf der Bettkante lutschen, weitere 2 Globuli beim nächtlichen Erwachen lutschen.

Zusätzlich abends 4 Tropfen Rescue Remedy in ca. 100 ml stilles Wasser geben und über den Abend verteilt trinken.

Bei Zahnschmerzen

Ibuprofen 400 mg, 3x täglich nach dem Essen.

Bei Schwindel – kreislaufbedingt –

Veratrum album D3, 4x je 5 Globuli über den Tag verteilt lutschen, die ersten beiden Gaben im Abstand von 10 Minuten.

Außerdem Rescue Remedy Tropfen, 3x je 4 Tropfen im Abstand von 15 Minuten auf die Zunge geben.

Zusätzlich Vertigoheel nach Anweisung.

Bei Sodbrennen

Nux vomica Pentarkan nach Anweisung, z. B. bei ungewöhnlichem schwerem Essen, oder Gaviscon bei Bedarf.

Bei Intertrigo

notakehl D3 Salbe oder Linola Hautschutzbalsam bzw. Multilind Heilsalbe.

Bei Übermüdung akut

Vitamin C hoch dosiert, z. B. schwarzer Johannisbeersaft.

Zusätzlich 2 Tropfen der Bach-Blüte Hornbeam aus der Stock bottle und 2 Tropfen Birkenholzöl auf ein Papiertaschentuch geben und den Duft in die Nase hoch ziehen.

Vor allem Mucokehl D5 Tropfen über den Schläfen mit ganz leichtem Druck einreiben, außerdem ins Genick.

Vorbeugend kann man bei langen Wanderungen 3x am Tag je 4 Tropfen Rescue Remedy unter die Zunge geben (auch akut).

Fersensporn

Lokal: Traumeel Salbe und Rhododendron Salbe, im Wechsel einreiben.

Oral: Osteoheel Tabletten und Traumeel Tabletten.

Zusätzlich eventuell gegen Schmerzen: Votaren forte Schmerzgel einreiben.

Heimweh

Wenn z. B. junge Pfadfinder zum ersten Mal von daheim unterwegs sind, kommt das immer mal wieder vor.

Rescue Remedy Tropfen: anfangs alle 10 Minuten jeweils 4 Tropfen auf die Zunge geben, 2–3x, später 3x je 4 Tropfen über den Tag verteilt.

Eventuell zusätzlich Horvi Psy 4 comp 1, 3x täglich je 8 Tropfen auf der Zunge zergehen lassen (vorher besorgen, dauert ca. 10 Tage).

Nervenentzündung (Schiefhals, BWS-Syndrom, Ischiasneuritis)

Neuralgietropfen CM, nach Anweisung, Aconit Schmerzöl oder Traumeel Salbe (eventuell Tiger Balsam).

Brustwirbelsäulen-Syndrom

Neuralgietropfen CM und Gelsemium Homaccord Tropfen nach Anweisung.

Zusätzlich Aconit Schmerzöl oder Traumeel Salbe, bzw. Arnica Wärmesalbe (Kneipp).

Eventuell dazu: 1 ABC Pflaster oder Ibuprofen 400mg Tabletten.

Ischiasneuritis

Gnaphalium Pentarkan (DHU) und Colocynthis Homaccord, am ersten Tag im stündlichen Wechsel, je 10 Tropfen, später alle 2 Stunden.

Zusätzlich Aconit Schmerzöl oder Voltaren forte Salbe, und eventuell Ibuprofen 400mg Tabletten.

Außerdem ins Wandergepäck

Ein Erste-Hilfe-Set mit einer Wasserflasche, einer kleinen Flasche Obstsaft, einem Taschenmesser, einer Pinzette, Hansaplast, Desinfektionsmittel, Taschenlampe, Watte, einige Mullbinden, sowie Traubenzucker (starke Allergiker sollten das immer griffbereit haben).

Literatur/Quellen

1. Andreas Paul Kaiser: Glücksformel Wandern
2. Maximilian Moser und Erwin Thoma: Die sanfte Medizin der Bäume
3. Christian Hlade: Das große Buch vom Wandern
4. Harald Krebs: Eigenbluttherapie
5. Hubert Beck: Das große Buch vom Marathon
6. Kevin und Barbare Kunz: Praxisbuch Reflexzonenmassage
7. Lisa Bales: Gründe zu tanzen – Eine Liebeserklärung
8. Dagmar Ellen Fischer: Eine kurze Geschichte des Tanzes
9. Julia F. Christensen (Psychologin und Neurowissenschaftlerin): Tanzen ist die beste Medizin